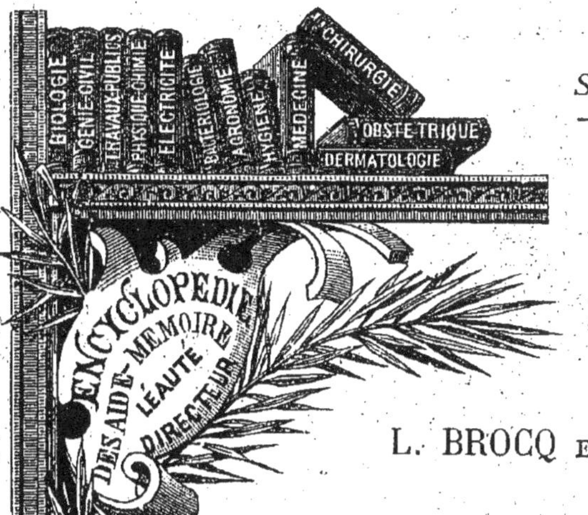

L. BROCQ ET L. JACQUET

PRÉCIS ÉLÉMENTAIRE
DE DERMATOLOGIE

DERMATOSES D'ORIGINE NERVEUSE — FORMULAIRE

Deuxième édition

MASSON ET Cie

GAUTHIER-VILLARS

ENCYCLOPÉDIE SCIENTIFIQUE DES AIDE-MÉMOIRE

COLLABORATEURS

Section du Biologiste

MM.

Arloing (S.).
Arsonval (d').
Artault.
Auvard.
Azoulay.
Ballet (Gilbert).
Bar.
Barré (G.).
Barthélemy.
Bauby.
Baudouin (M.).
Bazy.
Beauregard (H.).
Beille.
Bérard (L.).
Bergé.
Bergonié.
Bérillon.
Berne (G.).
Berthault.
Berthelot (M.).
Blanc (Louis).
Bodin (E.).
Bonnaire.
Bonnier (P.).
Brault.
Brissaud.
Broca.
Brocq.
Brun.
Brun (H. de).
Budin.
Carrion.
Castex.
Catrin.
Cazal (du).
Cazeneuve.
Chantemesse.
Charrin.
Charvet.
Chatin (J.).
Collet (J.).
Cornevin.
Courtet.
Cozette.
Cristiani.
Critzman.
Cuénot (L.).
Dallemagne.
Dastre.
Dehérain.
Delobel.
Delorme.
Demelin.
Demmler

MM.

Dénucé.
Desmoulins (A.).
Dubreuilh (W.).
Duval (Mathias).
Ehlers.
Etard.
Fabre-Domergue
Faisans.
Féré.
Florand.
Filhol (H.)
Foex.
François-Franck (Ch)
Galippe.
Gasser.
Gautier (Armand).
Gérard-Marchant.
Gilbert.
Girard (A.-Ch.).
Giraudeau.
Girod (P.).
Gley.
Gombault.
Gouget (A).
Grancher.
Gréhant (N.).
Hallion.
Hanot.
Hartmann (H.).
Henneguy.
Hénocque.
Houdaille.
Jacquet (Lucien).
Joffroy.
Kayser.
Kœhler.
Labat.
Labit.
Lalesque.
Lambling.
Lamy.
Landouzy.
Langlois (P.).
Lannelongue.
Lapersonne (de).
Larbalétrier.
Laulanié.
Lavarenne (de).
Laveran.
Lavergne (Dr).
Layet.
Le Dantec.
Legry.
Lemoine (G.).
Lermoyez.

MM.

Lesage.
Letulle.
L'Hote.
Loubié (H.).
Loverdo (J. de).
Magnan.
Malpeaux.
Martin (A.-J.).
Martin (Odilon).
Maurange (G.).
Maygrier.
Mégnin (P.).
Merklen.
Meunier (Stanislas).
Meunier (Victor).
Meyer (Dr).
Monod.
Moussous.
Napias.
Nocard.
Noguès.
Olivier (Ad.).
Olivier (L.).
Ollier.
Orschansky.
Peraire.
Perrier (Edm.).
Pettit.
Peyrot.
Polin.
Pouchet (G.).
Pozzi.
Prillieux.
Ravaz.
Reclus.
Rénon (L.).
Retterer.
Roché (G.).
Roger (H.).
Roux.
Roule (L.).
Ruault.
Schlœsing fils.
Séglas.
Sérieux.
Tissier (Dr).
Thoulet (J.).
Trouessart.
Trousseau.
Vallon.
Vanverts (J.).
Weill-Mantou (J.).
Weiss (G.).
Winter (J.).
Wurtz.

ENCYCLOPÉDIE SCIENTIFIQUE

DES

AIDE-MÉMOIRE

PUBLIÉE

SOUS LA DIRECTION DE M. LÉAUTÉ, MEMBRE DE L'INSTITUT

Ce volume est une publication de l'Encyclopédie scientifique des Aide-Mémoire : L. Isler, secrétaire général, 20, boulevard de Courcelles, Paris.

ENCYCLOPÉDIE SCIENTIFIQUE DES AIDE-MÉMOIRE

PUBLIÉE SOUS LA DIRECTION

DE M. LÉAUTÉ, MEMBRE DE L'INSTITUT.

PRÉCIS ÉLÉMENTAIRE

DE DERMATOLOGIE

PAR

L. BROCQ
Médecin
de l'Hôpital Broca

L. JACQUET
Médecin
des Hôpitaux de Paris

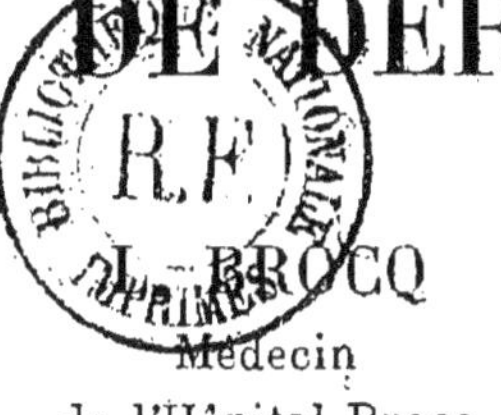

MALADIES EN PARTICULIER

IV

FORMULAIRE

DEUXIÈME ÉDITION

PARIS

MASSON ET Cie, ÉDITEURS,
LIBRAIRES DE L'ACADÉMIE DE MÉDECINE
Boulevard Saint-Germain, 120

GAUTHIER-VILLARS,
IMPRIMEUR-ÉDITEUR
Quai des Grands-Augustins, 55

Ce Précis de Dermatologie comprend, dans
son ensemble, 5 volumes ainsi répartis :

I. *Pathologie générale cutanée ;*
II. *Difformités cutanées, éruptions artificielles,
    dermatoses parasitaires ;*
III. *Dermatoses microbiennes et néoplasies ;*
IV. *Dermatoses inflammatoires ;*
 V. *Dermatoses d'origine nerveuse.*

Le cinquième volume contient, en outre, un
Formulaire thérapeutique pour toutes les maladies de la peau.

Chaque volume forme un tout et se vend
séparément.

DEUXIÈME PARTIE

MALADIES EN PARTICULIER

IV

DERMATOSES D'ORIGINE NERVEUSE
(L. JACQUET et E. BODIN).

PRÉAMBULE

On désigne sous le nom de dermatonévroses
ou dermatoneuroses, les affections cutanées
dans la pathogénie desquelles interviennent des
troubles du système nerveux de quelque moda-
lité qu'ils soient.

Cette classe des dermatoneuroses a pris, à la
suite de récents travaux et, en particulier, de ceux
de Schwimmer et de Leloir, une extension et une
importance considérables ; mais des recherches
ultérieures sont nécessaires pour la constituer
définitivement. On ne peut, en effet, dans une
classification rigoureuse, faire rentrer que les
affections cutanées dans lesquelles le système
nerveux joue le rôle d'élément pathogénique et
premier, et non pas seulement celui d'élément
secondaire. Or, nos connaissances sur ce point
sont encore très incertaines pour bon nombre
de dermatoneuroses.

Il faut reconnaître néanmoins que, dans l'état

provisoire où se trouve la classification dermatologique, la création d'un tel groupe a rendu des services incontestables ; aussi l'adoptons-nous volontiers.

Nous décrirons sous cette dénomination d'abord les dermatoses prurigineuses qui sont assurément les plus importantes et les moins contestables des dermatoneuroses ; puis nous étudierons les affections cutanées où le système nerveux semble jouer un rôle incontestable par perversion de son influence trophique.

DERMATONEUROSES
PRURIGINEUSES

—

Définitions. Considérations générales. —
Il faut entendre, par dermatoneuroses prurigineuses, toutes les affections cutanées « dans lesquelles le prurit joue un rôle prépondérant et
dont l'origine, le point de départ, la cause première, réside dans un état particulier du système nerveux ([1]) ».

Ces affections, qui sont objectivement très
différentes les unes des autres, forment cependant un groupe dermatologique naturel, en raison de leur mode pathogénique commun que
l'on peut résumer de la façon suivante :

L'élément primordial de toute dermatose prurigineuse est un état particulier du système
nerveux encore mal connu et très complexe que
l'on désigne, faute de mieux, sous le nom de
nervosisme. Cet état névropathique se manifeste

([1]) Brocq. — *Ann. de Dermat.*, 1892, p. 1100.

par des troubles divers, comme les névralgies, par exemple, et il se traduit sur la peau par des sensations prurigineuses. Le prurit est suivi de grattages, c'est-à-dire de traumatismes incessants et répétés qui provoquent une réaction sur les téguments, dont l'innervation vaso-motrice et trophique est déjà troublée du fait même de l'état général du malade.

Si ce mode pathogénique est commun à toutes les dermatoneuroses prurigineuses, leurs caractères objectifs sont, au contraire, extrêmement variables, ainsi que nous l'avons dit.

Ce fait est, d'ailleurs, facilement explicable, si l'on examine avec soin chacun des facteurs qui interviennent dans la production de ces dermatoses. Ainsi, le mode suivant lequel le nervosisme agit sur la peau n'est pas toujours le même : tantôt les déterminations cutanées sont continues, tantôt elles sont intermittentes, d'autres fois elles portent sur la totalité des téguments, tandis qu'en certains cas, elles se localisent à quelques régions bien déterminées, comme dans le prurigo de Hébra.

La réaction du revêtement cutané offre aussi de nombreuses différences, en raison du *terrain* sur lequel évolue la maladie. Nous rappellerons ici que le terrain est constitué par l'ensemble des conditions héridilaires, acquises ou propres, qui font de chaque sujet un être particulier réagissant suivant sa nature aux causes morbides. On conçoit aisément que le terrain formé de ces éléments multiples soit infiniment variable.

Il est aussi très facile de comprendre que les particularités dans l'action du nervosisme sur la peau et dans la réaction de la peau, suivant les prédispositions individuelles, puissent imprimer aux dermatoneuroses prurigineuses des caractères objectifs très différents les uns des autres, aussi est-il nécessaire de les classer.

Classification. — Il faut distinguer deux grands groupes de dermatoneuroses, suivant que la réaction cutanée est insignifiante ou, au contraire, intense.

Le premier groupe, appelé par M. Brocq « névrodermies », a pour type le prurit sénile.

Dans le second groupe, la réaction est toujours très nette et se traduit, tantôt par des éruptions spéciales, comme le prurigo de Hébra, le lichen plan, tantôt par des lésions cutanées d'ordre banal, par exemple les prurigos diathésiques. Ce sont les *névrodermites* de Brocq et Jacquet.

Nous étudierons donc les dermatoneuroses prurigineuses dans l'ordre suivant :

1° *Névrodermies*.

 a) Prurits généralisés.

 b) Prurits localisés.

2° *Névrodermites*.

 a) Lichens.

 b) Prurigo de Hébra.

 c) Prurigos diathésiques.

 d) Névroses urticariennes pures.

 e) Enfin, il nous semble possible de rattacher à ce groupe la *dermatite herpétiforme* que nous étudierons en dernier lieu.

Traitement général. — Les dermatoneuroses prurigineuses reconnaissant toutes un mode pathogénique similaire, les indications thérapeutiques générales sont, par suite, les mêmes dans toute la série de ces affections. Afin d'éviter des répétitions, nous indiquerons donc ici leur traitement dans ses grandes lignes.

Traitement interne. — L'état du système nerveux jouant un rôle capital dans la production des dermatoses prurigineuses, il importe tout d'abord de calmer autant que possible l'éréthisme nerveux.

Les antinervins sont ici tout indiqués : valériane sous forme d'extrait ou de teinture, valérianates de zinc ou d'ammoniaque, bromures et polybromures, assa fœtida, castorœum.

Contre le prurit, on n'a guère d'action par les médicaments internes. Cependant, on pourra, dans ces cas, recourir à la belladone, à l'acide cyanhydrique, à l'antipyrine, à la jusquiame, à l'arsenic, à la vératrine, à la quinine. Parmi ces nombreuses substances, celles qui semblent avoir le plus d'efficacité, celles que l'on devra employer tout d'abord sont l'acide phénique et la belladone.

L'acide phénique surtout mérite une mention spéciale, on l'administre en pilules de 0,05 à 0,10 jusqu'à concurrence de 0,30 à 0,60 par jour. La plupart des malades le supportent bien, on devra néanmoins surveiller de près les urines, afin d'en suspendre l'emploi s'il se produisait des phénomènes d'intoxication.

La belladone donne aussi quelques résultats soit sous forme d'extrait à hautes doses ou de teinture à faible dose. On évitera, en revanche les opiacés et le chloral, dont les effets sont le plus souvent nuls, sinon nuisibles.

On prescrira aux malades de suivre un régime non excitant, ils devront supprimer de l'alimentation le thé, le café, les liqueurs, l'alcool, les viandes salées, le gibier faisandé, les fraises, l'oseille, les asperges, les poissons, les coquilles de mer, les fromages fermentés et tous les mets épicés.

On recommandera aussi le repos d'esprit et, autant que possible, l'éloignement des préoccupations morales et du milieu habituel ; sous ce rapport, le *séjour à la campagne*, le dépaysement ou l'*isolement* peuvent rendre de grands services.

Il ne faut pas oublier que, souvent, les malades sont des arthritiques ou des strumeux, il conviendra donc de modifier l'état général par les alcalins pour les premiers ; les toniques, l'huile de foie de morue, l'arsenic pour les seconds. Ce dernier médicament, en particulier, sous forme d'arséniate de soude en solution, est d'un emploi fréquent dans plusieurs dermatoneuroses prurigineuses et l'on doit en reconnaître l'utilité.

Le séjour à certaines stations thermales peut enfin procurer de bons effets. On aura le choix, suivant les tendances des sujets, entre Plombières, Royat, Luxeuil, Néris, Bagnère-de-Bigorre, Ragatz, La Bourboule.

TRAITEMENT EXTERNE. — Il arrive souvent que les dermatoneuroses prurigineuses, par suite des grattages et des excoriations, se compliquent de lésions d'infection secondaire : croûtes, pustules, vésico-pustules, etc., ou que les malades, au moment d'une poussée aiguë, présentent une inflammation cutanée plus ou moins vive. Dans

ces cas, la première chose à faire est de se dé-
barrasser de ces éruptions et de calmer l'irritation par l'emploi de cataplasmes de fécule de
pomme de terre et d'amidon cuit, appliqués
tièdes ou mieux froids. On se sert aussi dans
ce sens de compresses imbibées de solutions
faiblement antiseptiques, comme l'eau bori-
quée $\left(\frac{3}{100}\right)$, le sublimé $\left(\frac{1}{2\,000}\right)$, le phéno-salyl
$\left(\frac{1}{500}\right)$, ou encore de solutions émollientes : décoction de têtes de camomille, de racines d'aunée.

Les compresses devront être en tarlatane pliée
en plusieurs doubles et recouvertes d'une toile
imperméable. Ainsi employées, leur action est
égale, sinon supérieure à celle du cataplasme.

Cette première partie du traitement local terminée, dans les cas où cela est nécessaire, on
agira contre les phénomènes cutanés (prurit et
éruptions) par les moyens suivants :

1° *Hydrothérapie.* — Les *douches tièdes*
sont, ainsi que l'a démontré Jacquet, un des
meilleurs modérateurs des dermatoneuroses prurigineuses. Leur action sédative sur le système
nerveux amène, chez bon nombre de malades,
la guérison de la dermatose, sans autre médication externe ou interne. Il faut avoir grand
soin de prescrire ces douches à 35 ou 37°. La

douche *froide*, au contraire, est excitante, et irait à l'encontre des effets que l'on cherche à obtenir.

Les *bains* peuvent rendre des services, mais il faut s'en défier dans la majorité des cas ; ceux que l'on emploie sont les bains d'amidon, de tilleul, de camomille ; les bains additionnés d'un litre de vinaigre ou d'une faible quantité de sublimé (5^{gr} à 10^{gr} par 200 litres), quelquefois les bains alcalins. Dans certains cas où le prurit est intense, les bains prolongés peuvent être d'un bon effet ; mais ils sont d'un usage difficile. E. Besnier recommande alors de les remplacer par des enveloppements humides. On se servira pour cela de compresses fines, recouvertes d'une toile imperméable et imbibées de diverses substances : eau bouillie, décoction de têtes de camomilles, de racines d'aunée ; solutions d'acide borique 3 %, d'acide phénique ou salicylique (0,25 %) ; de salicylate et de bicarbonate de soude associés (1-5 %) ; d'ichthyol (1-10 %), de coaltar saponiné (5-25 %). Les *lotions* constituent un bon mode de traitement, il faut les faire tièdes et avec l'une des solutions indiquées pour les enveloppements humides. Elles devront être quotidiennes ou bi-quotidiennes et suivies de l'emploi de poudres ou de pommades.

2° *Poudres.* — Elles donnent des résultats satisfaisants, surtout dans les cas de prurit intense (poudres d'amidon, de lycopode, de talc). E. Besnier recommande l'emploi de la poudre d'amidon additionnée de carbonate de bismuth, d'oxyde de zinc (5-25 $^0/_0$) et d'acide salicylique (1-3 $^0/_0$).

3° *Pommades.* — Ces topiques agissent tant par les substances que l'on y incorpore, que par l'occlusion partielle qu'ils produisent.

L'une des pommades les plus estimées, et cela à juste titre, est l'onguent de zinc :

Oxyde de zinc. . . . . . . ââ 5o grammes
Vaseline . . . . ââ 5o grammes

On l'emploie pur, ou mieux additionné de substances anti-prurigineuses : menthol ($0^{gr},5o$ à 1 $^0/_0$), acide phénique (0,5o à 1 $^0/_0$). Les pommades à la cocaïne $\left(\frac{1}{5o}\right)$, à la morphine (1 $^0/_0$) peuvent aussi rendre des services contre le prurit, mais une préparation de beaucoup plus efficace est le glycérolé tartrique de Vidal.

Acide tartrique . . . . 1 ^{gr}
Glycérolé d'amidon à la glycérine neutre. 20

Enfin, les lésions cutanées sont souvent améliorées par les pommades à l'acide salicylique (1 à 3 $^0/_0$) au naphtol (1 à 10 $^0/_0$), ou à l'acide phénique (1 $^0/_0$).

4° *Emplâtres et enduits imperméables.* — Les emplâtres agissent surtout par occlusion. Leur action est très efficace par suite de la suppression, au niveau des parties qu'ils recouvrent, de l'irritation cutanée dont le rôle est prépondérant dans la genèse de la dermatose.

Dans les cas de lésions peu étendues, on se servira des emplâtres suivants : emplâtre simple, emplâtre diachylon, emplâtre de Vigo. Voici deux formules souvent employées à l'hôpital Saint-Louis.

Emplâtre à l'oxyde de zinc :

Emplâtre simple	720 grammes
Cire jaune	400 //
Lanoline caoutchoutée. . .	1800 //
Oxyde de zinc	600 //

Emplâtre rouge de Vidal :

Emplâtre diachylon	50 grammes
Minium. . . . . }	
Cinabre. . . . . }	ãã 3 //

Les colles peuvent être mises en usage dans les cas où les surfaces malades sont vastes et ne présentent pas de lésions suintantes.

Il est possible de recouvrir ainsi, sans accidents, la presque totalité du corps ; mais le désavantage des colles est de se ramollir facilement par la transpiration et d'adhérer aux linges. Tenneson préconise, pour pallier cet inconvénient, de les recouvrir d'une mince couche de ouate.

Voici deux formules de colles :

(Unna)	Gélatine . . . . Glycérine.	ââ 12gr,50
	Oxyde de zinc	20
	Eau	55
	Grénétine.	15
(Tenneson)	Gélatine	100
	Glycérine.	300
	Eau.	300
	Oxyde de zinc	100

Pour les appliquer, on fait fondre au bain-marie et on badigeonne le malade avec un large pinceau. Deux ou trois couches sont, en général, suffisantes.

Le pansement ouaté est assurément celui qui donne l'occlusion la plus parfaite, mais son application est difficile, surtout sur des surfaces étendues, aussi n'est-il que d'un emploi fort restreint.

5°. — Enfin, dans des cas très rebelles de dermatoses prurigineuses localisées, mais seulement dans ces cas (par exemple, le prurit anal), des *cautérisations* au nitrate d'argent $\frac{1}{50}$ et même $\frac{1}{30}$ améliorent souvent la maladie.

Les *pointes de feu* et les *scarifications* peuvent également amener la guérison en semblable circonstance.

I

NÉVRODERMIES

—

PRURIT

Nous n'étudierons ici que le prurit considéré comme maladie essentielle.

Envisagé de cette façon, on peut le définir « un trouble fonctionnel des nerfs produisant des démangeaisons et ne dépendant pas de lésions cutanées prémonitoires appréciables » (L. D. Bulkley). C'est une véritable névrose de la peau.

Symptômes. — Le malade éprouve, soit d'une façon continue, ce qui est rare, soit par crises ou accès plus ou moins rapprochés, des sensations variables. Ce sont des brûlures, des picotements, des cuissons, des sensations énervantes, des élancements dont l'intensité est très différente suivant les cas.

Le prurit débute dans une région variable et se généralise parfois très vite, en déterminant un impérieux besoin de grattage que le malade satisfait fatalement. Les grattages sont le plus souvent assez intenses pour produire l'excoriation de la peau et la douleur consécutive remplace la sensation prurigineuse en procurant aux malades un véritable soulagement. Par contre, il n'est pas rare de voir des sensations de prurit intenses non satisfaites déterminer un état d'angoisse assez prononcé.

Les crises de prurit surviennent surtout chez les arthritiques ou chez les goutteux, elles apparaissent spontanément ou sous l'influence d'un excès, de la chaleur du lit, d'une émotion, d'une fatigue physique ; la nuit, elles sont particulièrement fréquentes.

L'état général se ressent du prurit quand il acquiert une certaine acuité, car la surexcitation qu'il cause détermine presque toujours des insomnies pénibles ; dans certains cas, exceptionnellement graves, les malades ont même présenté une exaltation voisine de la folie.

Le bruit est tantôt généralisé, tantôt localisé, chacune de ces espèces comportant elle-même des variétés.

I. PRURITS GÉNÉRALISÉS

Prurit sénile. — Le prurit sénile est une des
formes les plus graves et les plus intenses. Il ne
survient guère avant soixante ou soixante-cinq
ans et se rencontre le plus souvent dans la *série*
goutteuse ; dans la majorité des cas, il semble se
rattacher au *rein sénile*, c'est-à-dire à l'insuffi-
sance rénale, ou encore aux diverses auto-intoxi-
cations d'origine hépatique ou gastro-intestinale,
au diabète, etc.

La peau ne présente pas d'autres altérations
que la régression sénile des éléments dermo-épi-
dermiques. Ce fait est si important que, chez un
vieillard prurigineux, le développement, même
en plusieurs semaines, de lésions cutanées, doit
faire éliminer le diagnostic de prurit sénile.

Cette variété de prurit est grave car elle tour-
mente incessamment les malades et les affaiblit
par suite des insomnies fréquentes ; elle est
extrêmement rebelle à toute espèce de traitement ; la plupart des auteurs la considèrent
même comme incurable.

Prurit hivernal. — Le prurit hivernal, décrit

par Durhing (*prurilus hiemalis*) constitue une forme assez nettement différenciée qui apparaît au moment des premiers froids. La durée de ce prurit est de quelques semaines en général ; presque toujours il disparaît avant la fin de l'hiver. Il se montre par paroxysmes qui ont surtout lieu au moment du coucher, du lever ou encore quand les malades sont exposés à une variation de température ; par exemple, lorsqu'ils changent de vêtements. Pendant le jour, il diminue d'une façon notable. Au début, la peau est exempte de toute lésion appréciable mais, à la suite des grattages répétés, on voit souvent se développer des excoriations, de l'urticaire et parfois même des poussées eczémateuses chez les sujets prédisposés.

L'affection est d'intensité très variable, tantôt elle reste fruste, tantôt elle détermine des insomnies pénibles et devient le point de départ de lésions cutanées plus ou moins accentuées. L'influence saisonnière sur l'apparition du prurit hivernal est incontestable ; on doit cependant tenir compte, à ce sujet, de conditions adjuvantes telles que le tempérament arthritique, l'hygiène défectueuse, la mauvaise alimentation, le port de vêtements de laine ou de flanelle (E. Besnier).

Prurit général. — Cette variété, étudiée par Bulkley, présente des paroxysmes et des rémissions absolument indépendants des saisons et des températures. Elle survient surtout chez les rhumatisants et chez les goutteux.

L. Brocq rattache à cette forme les prurits, sans lésions cutanées, qui s'observent chez les ictériques, dans le mal de Bright, le diabète, le cancer stomacal, la dyspepsie et les troubles sexuels chez la femme.

Après une longue période de grattages, la peau se recouvre d'excoriations et de papules de prurigo.

II. PRURITS LOCALISÉS

Prurit anal. — Le prurit anal sans lésion cutanée est assez fréquent chez les arthritiques et les nerveux ; il semble d'origine réflexe et s'observe dans un grand nombre d'affections du tube digestif ou de ses annexes et des régions voisines. Rarement continu, il survient ordinairement par paroxysmes, au moment d'un écart de régime ou sans causes apparentes.

L'anus est légèrement rouge et irrité ; secondairement, il peut présenter un état lichénoïde ou des éruptions artificielles eczématiformes.

Prurit vulvaire. — Cette variété de prurit s'observe chez les femmes nerveuses et atteint son maximum de fréquence à l'âge moyen de la vie et à la ménopause. Il est souvent intense et, par suite, très pénible, de plus, il est extrêmement rebelle au traitement.

Chaque fois qu'une femme est atteinte de prurit vulvaire, il est absolument nécessaire de l'examiner complètement et de rechercher si ce trouble n'est point en rapport avec une lésion grave ou bénigne de l'utérus ou de ses annexes, ou encore avec un écoulement leucorrhéique ou enfin avec le diabète dans lequel les urines sont très irritantes.

Prurit scrotal. — Le prurit du scrotum est rarement continu, il survient par crises au moment desquelles les démangeaisons sont tellement pénibles que le malade est obligé de se gratter en quelque lieu qu'il se trouve.

La peau, même après une assez longue période de grattages, ne présente que des altérations minimes, le plus souvent on n'y trouve qu'une légère rougeur et un épaississement assez prononcé. Cette variété de prurit est très rebelle.

Il faut enfin signaler les localisations possibles du prurit au nez (surtout chez les arthritiques), ou à la paume des mains et à la plante des pieds. Mais ces faits sont d'une assez grande rareté.

Diagnostic. — Dans tous les cas de prurit, l'examen du malade devra être fait avec le plus grand soin, afin d'éviter la confusion avec les prurits symptomatiques d'une dermatose quelconque. Nous signalerons tout spécialement la difficulté parfois très grande que l'on éprouve à reconnaître, chez les personnes soignées et propres, les traces de parasites comme les poux, les acares, etc. Il faudra, en outre, s'enquérir minutieusement des conditions étiologiques dont l'importance est ici majeure au point de vue des indications thérapeutiques. La suppression d'une lésion, si minime qu'elle soit, mais suffisant à expliquer le prurit, peut en effet amener la guérison recherchée jusque-là vainement par toute espèce de médications. On devra donc, dans le cas de prurit généralisé, examiner le système nerveux, les viscères comme le foie, le rein, et rechercher avec attention le sucre et l'albumine dans l'urine.

Pour les prurits localisés, l'étude attentive des organes (rectum, voies génitales, etc.), s'impose également.

Traitement. 1° TRAITEMENT INTERNE. — Le traitement interne consiste surtout dans l'emploi des antinervins et des antiprurigineux dont nous avons parlé précédemment (voir p. 12).

L'acide phénique en pilules, et à la dose de $0^{gr},30$, $0^{gr},60$ par jour, donne, dans les cas de prurit, des résultats qui méritent une mention spéciale.

Le malade sera soumis au régime sévère que nous avons indiqué pour les dermatoneuroses prurigineuses. Enfin, on devra traiter, s'il y a lieu, la dyspepsie, les lésions du foie, du rein, et combattre l'arthritisme, la goutte, etc.

2° TRAITEMENT EXTERNE. — Les *bains* (amidon,

tilleul, camomille), sont quelquefois nuisibles, aussi leur usage nécessite-t-il une grande prudence ; ils n'agissent guère que s'ils sont prolongés et, par suite, leur emploi est difficile. On peut alors les remplacer par des enveloppements humides.

Une autre méthode consiste en lotions bi-quotidiennes (eau de camomille, d'amidon, solutions d'acide phénique, d'acide tartrique, etc.), dans l'intervalle desquelles on poudre les malades (lycopode, amidon additionné d'oxyde de zinc et de bismuth).

Au lieu de poudre, on peut se servir des pommades. La meilleure est l'onguent de zinc, auquel on incorpore du menthol, de l'acide phénique, de l'acide salicylique, du naphtol β, dans les proportions indiquées précédemment. Citons encore le glycérolé tartrique, les pommades à la cocaïne au 5oe, à la morphine à $\frac{1}{100}$.

En cas d'échec avec ces divers procédés, les topiques occlusifs sont indiqués (pansement ouaté, enveloppement avec de minces feuilles de caoutchouc, emplâtres, colles).

Enfin, dans les prurits localisés et rebelles, Vidal a employé avec succès les pointes de feu et les scarifications.

Les variétés de prurits donnent lieu à quelques indications particulières.

Le *prurit hivernal* nécessitera l'emploi de linge fin sur la peau, et de vêtements suffisamment chauds pour préserver le corps des changements de température.

Le *prurit ano-vulvaire* et celui *du scrotum* commandent une propreté minutieuse des régions et, quand tous les moyens énumérés plus haut restent sans résultat, ils sont justiciables de badigeonnages avec une solution de nitrate d'argent $\left(\frac{1}{50}\right)$, de scarifications ou mieux de pointes de feu.

Quant au *prurit sénile*, il est si rebelle, qu'il résiste à presque toutes les méthodes que nous venons de signaler. L'électricité galvanique ou faradique, l'extrait de belladone, la teinture de cannabis indica (15 à 50 gouttes) auraient cependant, dans certains cas, amélioré l'état des malades.

II

NÉVRODERMITES

—

I. LICHENS

On peut appeler *lichen* toute dermatose caractérisée à sa période d'état par des papules agglomérées ou discrètes, plus au moins prurigineuses, et s'accompagnant, à une certaine période de son développement, d'un épaississement de la peau avec exagération de ses plis naturels.

Les dermatologistes de l'ancienne école française (Devergie, Rayer, Bazin), réunissaient sous ce nom toute une série d'affections que l'étude plus approfondie a démontré ultérieurement être très différentes les unes des autres. Aussi le groupe lichen ne tarda-t-il pas à subir un démembrement dont Hébra et Erasmus Wilson furent les promoteurs. Avec eux, beaucoup d'auteurs modernes réservent seulement le nom de lichen à deux affections, le lichen *scrofulosorum* et le lichen *ruber* comprenant lui-même plusieurs variétés.

Les anciens lichens furent dissociés, une partie fut classée dans l'urticaire, dans les éruptions sudorales, dans la kératose pilaire, une autre partie forma la groupe des prurigos de Hébra. C'était assurément faire œuvre utile et juste que de séparer ainsi du lichen ce qui ne lui appartenait point, mais on dépassa le but, car on voulut encore renvoyer systématiquement à l'eczéma, tout ce qui du lichen ne rentrait pas dans un des groupes précédents.

Vidal et Brocq se sont élevés avec raison contre cette manière de faire ; à côté du lichen scrufulosorum et du lichen ruber, il faut, en effet, réserver une place à certaines affections admises par les anciens auteurs, en particulier au *lichen simple*. Voici nous semble-t-il, comment on doit envisager la question (¹) :

On sait que, sous l'influence des traumatismes répétés, dans le grattage d'une région prurigineuse, par exemple, les téguments s'enflamment chroniquement, s'infiltrent, et que la peau

---

(¹) Brocq et Jacquet. — *Ann. de Dermat.*, 1891.

prend alors un aspect quadrillé, c'est la *lichénification*.

Mais, cette lichénification ne se produira pas chez tous les malades qui se grattent, indistinctement. Elle n'aura lieu que chez les *prédisposés* ([1]) ou dans le cas d'une affection y prédisposant, et c'est là ce qui lui donne son caractère spécial.

Or, la lichénification peut se produire sur une peau en apparence saine, elle est alors primitive, ou sur des téguments déjà malades, elle est, dans ce dernier cas, secondaire. En comprenant ainsi le syndrome lichénification, on arrive à la conception suivante du groupe lichen.

1° Affections auxquelles l'École actuelle (Vienne) réserve le nom de lichen :

Lichen scrofulosorum.
Lichen ruber et ses variétés.

2° Affections décrites sous le nom de lichens par les anciens auteurs :

Lichen simple aigu. . . . . . . } Correspondant aux lichénifications primitives
Lichen simple chronique . . . }

Groupe des prurigos de Hébra . }
Lichen polymorphe ferox et mitis de Vidal. . . . . } Correspondant aux lichénifications secondaires
Eczémas lichénoïdes des épiciers, boulangers, etc. . . . . . . }

______

([1]) Voir, sur ce point, t. I, 2ᵉ édition, p. 53 et suiv.

Les lichénifications primitives et le lichen ruber, méritent seuls aujourd'hui de constituer le groupe des lichens, car les lichénifications secondaires ne sont que des *dermatoses lichénifiées*. Quant au lichen scrofulosorum, les recherches récentes ont démontré que c'est une folliculite pilo-sébacée chronique.

I. LICHEN SIMPLE AIGU

SYMPTÔMES. — Cette dermatose débute brusquement chez les jeunes gens, surtout pendant l'été ou au printemps, par des démangeaisons assez vives et par un léger malaise général. L'éruption ne tarde pas à se montrer sous forme de petites papules de la dimension d'un grain de millet environ, rosées et dont le sommet, plus ou moins aplati, se recouvre de petites squames sèches ou présente une excoration à la suite des grattages.

Ces papules sont disséminées sur divers points du corps ou généralisées, d'ordinaire elles se disposent d'une façon symétrique.

L'évolution du lichen simple aigu est cyclique et rapide, au bout de quinze jours ou de trois semaines environ on voit les papules pâlir, s'affaisser, puis le prurit disparaît et l'éruption se termine par une fine desquamation furfuracée.

Il faut, d'après Vidal, rattacher à cette affection la dermatose connue sous le nom de *strophulus simple*. Cette dernière maladie se montre chez les enfants au moment de la dentition et se caractérise par une éruption extrèmement prurigineuse de papules analogues à celles du lichen aigu, mais on voit, en outre, dans l'intervalle de ces éléments papuleux, apparaître des taches d'érythème très prurigineuses.

DIAGNOSTIC. — Le diagnostic du lichen simple aigu avec l'urticaire, l'eczéma disséminé, l'érythème papuleux et les autres lichens est souvent difficile.

L'urticaire ne présente cependant pas la même uniformité dans ses lésions qui sont de dimensions plus considérables et dont l'évolution est différente : tandis que l'urticaire est de durée éphémère, le lichen aigu se prolonge toujours pendant un ou deux septénaires au moins.

L'érythème papuleux a des éléments moins disséminés et les papules y sont de beaucoup plus volumineuses.

La marche, l'absence de plaque eczémateuse primitive et surtout la sécheresse des lésions permettent de différencier le lichen simple aigu de l'eczéma disséminé.

Enfin, la distinction avec les autres formes de lichens et, en particulier, avec le *lichen plan* se fera par les caractères spéciaux de ces dermatoses que nous étudierons aux paragraphes suivants.

Traitement. — Le traitement général sera surtout calmant. Le régime sévère que nous avons indiqué pour les dermatoses prurigineuses est ici tout indiqué, on y adjoindra l'usage des antinervins si l'élément névropathique acquiert un certain degré.

Localement, les bains tièdes émollients ou les lotions biquotidiennes de même nature sont d'un utile emploi.

Comme topiques, on aura le choix entre les poudres que nous avons énumérées, la pommade de zinc additionnée d'antiprurigineux comme le menthol ou l'acide phénique, les emplâtres ou les pansements occlusifs.

II. LICHEN SIMPLE CHRONIQUE

Le lichen simple chronique ([1]) consiste essentiellement en plaques d'hyperesthésie cutanée

------

([1]) Brocq et Jacquet. — *Ann. de Dermat. et de Syphil.*, 1891, p. 97 et 193.

sur lesquelles viennent se greffer secondairement, des lésions inflammatoires plus ou moins
accentuées.

ÉTIOLOGIE. — C'est une affection fréquente et
dont la connaissance est, par suite, fort importante dans la pratique. Elle survient à tout âge,
mais plus souvent chez l'adulte et offre une
prédilection assez marquée pour le sexe féminin.

Dans la majorité des cas, le lichen simple
chronique apparaît chez des sujets atteints de
nervosisme, allant de la simple impressionnabilité nerveuse, aux manifestations avérées d'une
névrose comme l'hystérie. C'est là un fait étiologique très important et nous verrons ultérieurement toute la valeur qu'il acquiert au point de
vue de la pathogénie. Dans les antécédents des
malades, il n'est pas rare, en outre, de trouver
l'alcoolisme, l'arthritisme, la bronchite chronique, l'asthme, l'emphysème, etc.

SYMPTÔMES. — Le lichen simple chronique
affecte des régions extrêmement variables, mais
ses localisations les plus fréquentes sont : les
parties supéro-internes des cuisses, la rainure
interfessière, le creux poplité, la nuque, les
avant-bras, les parties latérales de l'abdomen.

Le début a souvent lieu par des zones prurigineuses sur lesquelles il n'existe à ce moment

aucune espèce de lésion cutanée. Ce n'est que plus tard et sous l'influence des grattages que les éléments éruptifs feront leur apparition.

Quoi qu'il en soit, quand l'affection est définitivement constituée, elle se caractérise par des plaques uniques ou multiples, de dimensions variables et qui offrent les caractères suivants :

Au centre, se voit une zone ovalaire, à rebords mal délimités, de couleur grisâtre ou brunâtre, de niveau avec les téguments ou faisant une légère saillie et recouverte de squames fines, grises, absolument sèches.

Toute cette surface est parcourue par de fins sillons dirigés en diverses directions et qui se croisent sous des angles variables, de façon à dessiner un quadrillage dont les mailles sont plus ou moins larges.

Ces lésions restent absolument sèches et présentent au toucher une induration remarquable, d'autant plus prononcée que la dermatose est plus ancienne.

A la périphérie de cette plaque centrale se trouvent une ou deux zones d'étendue variable, sur lesquelles les éléments éruptifs vont en décroissant progressivement de nombre et d'intensité à mesure que l'on se rapproche de la bordure externe. On y voit des papules plus ou

moins nombreuses, petites, irrégulières, dont le
sommet est lisse ou recouvert d'une squame
grisâtre et adhérente. A ce niveau, la peau est
colorée en jaune brun plus ou moins foncé et
présente déjà une certaine induration. On y voit
aussi ce quadrillage que nous avons déjà signalé
mais beaucoup moins prononcé que sur la zone
centrale.

La plaque de lichen ne s'arrête pas suivant
un bord net et bien délimité, elle va en mourant
vers les parties saines avec lesquelles elle se
confond d'une manière insensible.

Le seul trouble fonctionnel que l'on observe
est le prurit, mais il revêt ici des caractères qui
en font l'un des symptômes importants du
lichen simple.

Précédant l'apparition des lésions, le prurit
dure d'ordinaire autant que les plaques éruptives et acquiert presque toujours une grande
intensité.

Vers le soir et pendant la nuit, il s'exaspère
au point d'empêcher le sommeil et peut arriver
à un tel degré d'acuité qu'il occasionne de véri-
tables crises nerveuses.

Variétés. — Les plaques de lichen ne se présentent pas toujours telles que nous venons de
les décrire.

Ainsi les zones externes peuvent manquer, la partie centrale représentant seule l'éruption. La région sur laquelle elles évoluent a aussi une influence sur leur aspect : dans les points qui sont soumis à d'incessantes transpirations, comme les plis articulaires, les organes génitaux, elles perdent cette apparence sèche signalée plus haut, elles sont alors lisses et dépourvues de squames.

A la paume des mains et à la plante des pieds, elles prennent souvent l'apparence des kératodermies et se montrent comme des plaques d'épiderme jaunâtre, épais, dur, corné, sillonné de fissures profondes et douloureuses.

Marche. Durée. Terminaison. — La marche du lichen simple est essentiellement chronique, elle se compte par mois et par années.

Tantôt on voit la même plaque persister longtemps en s'accroissant avec lenteur, tantôt la lésion initiale guérit assez rapidement puis récidive, ou encore d'autres plaques se montrent sur une région plus ou moins éloignée et quelquefois symétrique.

Quand l'affection guérit, le prurit disparaît, l'éruption s'affaisse et il ne reste plus au niveau des plaques qu'une teinte brunâtre avec un léger quadrillage de la peau et un certain degré

d'induration qui peuvent persister pendant longtemps.

Il importe de signaler, au cours du lichen
simple, de curieux phénomènes d'alternance
entre les lésions cutanées et certains phénomènes généraux de névrose : névralgies, gastral-
gies, accès d'asthme.

Ces faits, absolument incontestables aujour-
d'hui, ont une grande importance car ils indiquent évidemment le rôle de l'état général
dans la genèse de la maladie.

Anatomie Pathologique. — Au niveau des
plaques de lichen simple, on trouve les lésions
suivantes :

Le derme, peu atteint dans sa couche profonde, est surtout malade dans sa portion papillaire. On y voit des cellules lymphoïdes en-
traînées, périvasculaires, assez abondantes ; les
cellules fixes sont tuméfiées et en voie de prolifération. Les papilles, infiltrées d'exsudats gra-
nuleux et de cellules lymphoïdes, offrent alors
une hypertrophie très nette dans toutes leurs
dimensions.

Certaines de ces papilles subissent l'infiltration embryonnaire à un degré bien plus accentué que les autres ; ce sont elles qui forment,
comme l'avait pensé Cazenave, les fines papules

que l'on peut voir à l'œil nu sur les plaques de lichen.

Dans l'épiderme, le corps muqueux est épaissi et infiltré de cellules migratrices ; certaines de ces cellules sont même en voie de prolifération.

La couche cornée est intacte, tandis que le stratum lucidum a disparu à peu près totalement ; au niveau de la couche cornée la kératinisation est sensiblement affaiblie.

On voit donc que ces lésions sont, en somme, celles de l'inflammation chronique du derme et qu'elles n'ont en elles-mêmes rien de spécifique.

PATHOGÉNIE. NATURE. — Établie déjà dans ses grandes lignes par Cazenave, la pathogénie du lichen simple chronique a été précisée et complétée par Brocq et Jacquet.

Plusieurs facteurs interviennent dans la production de cette dermatose : le nervosisme des malades et le prurit qu'il détermine, puis la nature même du sujet.

Les malades sont des nerveux et leur état névropathique, encore mal défini et incomplètement étudié, de même qu'il pourrait se traduire par de la gastralgie ou des névralgies quelconques, occasionne des douleurs cutanées, c'est-à-dire des sensations prurigineuses variables et suivies de grattages incessants.

La peau devient, par suite de ces grattages, le siège de traumatismes répétés qui ne tardent pas à produire l'inflammation chronique, la lichénification.

Mais il faut bien spécifier que les choses ne se passeront ainsi que dans certains cas, autrement tous les prurits un peu intenses et prolongés seraient suivis de lichénification. C'est ici qu'intervient la nature même du sujet avec ses prédispositions morbides particulières et qui fait qu'au grattage tel malade réagira par de la dermite chronique tandis que tel autre restera indemne de lésions cutanées.

Dans la pathogénie des névroses cutanées, il y a sans doute plusieurs éléments en cause : l'un d'eux, le prurit, nous est connu et encore combien incomplètement! mais certains autres nous échappent ; par exemple, l'influence trophique, l'influence nerveuse qui règle l'équilibre vaso-moteur, etc., tous actes qui ne se trahissent, ou plutôt que nous ne connaissons, que par leurs effets ; or, suivant que ces actes nerveux seront ou non associés au prurit, les effets sur la zone cutanée soumise aux irritations provoquées par le prurit pourront varier de l'hypérémie fluxionnaire fugace aux lésions durables de la dermite proprement dite : il y

aura ou non, tendance plus ou moins. marquée
à la formation d'altérations apparentes des
tissus. Ainsi s'explique peut-être pourquoi certaines névroses de la peau ne s'accompagnent
pas de lésions fixes des tissus, alors que d'autres
semblent avoir une tendance naturelle à former
ces lésions.

La conception pathogénique du lichen simple
que nous venons d'exposer n'est plus discutable
à l'heure actuelle, car elle s'appuie sur des faits
de la plus haute importance : nervosisme avéré
des sujets ; prurit *antérieur* aux lésions cutanées,
constant et intense pendant toute la durée de
l'éruption ; circonscription de l'éruption en placards *calqués*, pour ainsi dire, sur la zone prurigineuse ; alternances souvent observées des poussées lichénoïdes avec d'autres manifestations de
névrose ; banalité des lésions qui ne sont que de
la dermite chronique ; enfin, la disparition progressive de la lésion sous l'influence de l'enveloppement, tandis que le prurit continue. C'est
donc à juste titre que nous faisons rentrer le
lichen simple chronique dans la classe des né-
vro-dermites.

DIAGNOSTIC. — On pourrait confondre le lichen
simple avec l'eczéma, dans lequel beaucoup
d'auteurs l'ont rangé jusqu'à ces derniers

temps, mais l'eczéma est beaucoup moins circonscrit, il s'accompagne de vésicules, de croûtes, de suintement qui ne se rencontrent point sur les lésions sèches et squameuses du lichen, en outre, l'eczéma ne présente pas l'induration remarquable des plaques de lichen.

Quelquefois, cependant le diagnostic devient extrêmement difficile, quand, chez un *eczémateux prédisposé*, les grattages ont produit des lichénifications secondaires ; dans ce cas, l'erreur ne peut être évitée que par l'étude minutieuse des commémoratifs et la constatation, en certains points, de placards eczémateux, reliquats de l'éruption primitive.

Le lichen plan ressemble au lichen simple, aussi la confusion de ces deux dermatoses a-t-elle souvent lieu. Cependant la papule du lichen plan est plus nette, plus colorée ; elle présente une surface brillante et les lésions sont, dans ce cas, disséminées, rarement réunies en placards comme dans le lichen simple,

Les éléments du prurigo de Hébra ont des localisations spéciales et surviennent à un autre âge.

Quand aux lésions kératosiques de la paume des mains et de la plante des pieds, leur diagnostic est malaisé en raison du peu de connaissances que nous possédons sur ces faits. L'existence d'autres plaques est alors le meilleur signe de lichen.

Pronostic. — Le pronostic du lichen simple chronique doit être réservé, en raison du prurit intense qui l'accompagne, de sa tendance aux récidives et de sa longue durée, et surtout en raison de ce fait qu'il indique l'existence d'un état névropathique pouvant donner lieu à d'autres manifestations morbides.

Traitement. — 1° Traitement général. La nature du lichen simple rend évidente la nécessité de ce traitement.

Aux nerveux, on prescrira les antinervins : valériane, valérianates, bromures.

Vidal et Brocq préconisent l'emploi de l'arséniate de soude qui leur a donné, en dehors des poussées aigües, d'excellents résultats.

Chez les arthritiques, il est utile de donner l'iodure de potassium ou de sodium à petites doses.

On recommandera aux malades de suivre le régime alimentaire déjà indiqué (v. p. 13 et 14).

2° Traitement local. Deux cas peuvent se présenter :

a) Le lichen est irrité. Il faut calmer cette irritation par des cataplasmes de fécule de pomme de terre ou mieux, par des compresses imbibées de solutions émollientes (camomille, racine d'aunée, etc.).

b) Le lichen n'est pas irrité. On fera matin et soir des lavages avec les solutions émollientes, puis on appliquera les topiques anti-prurigineux.

L'un des meilleurs est le glycérolé tartrique de Vidal. On se sert aussi, avec avantage, de la pâte de zinc mentholée ou phéniquée.

Un bon mode de traitement consiste dans l'emploi des emplâtres qui agissent surtout par occlusion. Les conditions pathogéniques du lichen simple rendent cette méthode extrêmement rationnelle.

On aura le choix entre l'emplâtre simple, l'emplâtre de Vigo, l'emplâtre de zinc, l'emplâtre rouge.

Il faut aussi rapprocher de ce procédé thérapeutique l'emploi des colles dont Thibierge a retiré quelques bons résultats.

Dans les cas rebelles aux traitements indiqués, il faudra recourir au glycérolé cadique, ou à la pommade au calomel. Enfin, si l'affection est extrêmement résistante, les badigeonnages au nitrate d'argent à $\frac{1}{50}$ sont d'un utile emploi.

III. LICHEN RUBER

Le lichen ruber comprend plusieurs variétés dont la principale est connue sous le nom de lichen ruber planus ou lichen plan ; c'est la seule intéressante au point de vue pratique.

Les autres variétés, encore mal étudiées et dont nous dirons seulement quelques mots après la description du lichen plan, sont les suivantes :

Lichen ruber obtusus.

Lichen ruber acuminatus ou neuroticus de Unna.

Lichen ruber corné ou lichen plan corné.

Lichen atrophique de Kaposi-Hallopeau.

Il existe enfin des formes mixtes, dans lesquelles on voit coïncider, chez le même sujet, les papules de deux des variétés précédentes : lichen plan et lichen ruber obtusus ou acuminatus, par exemple.

IV. LICHEN RUBER PLANUS
(LICHEN PLAN, LICHEN DE WILSON)

SYMPTÔMES. — Le lichen plan se traduit objectivement par une éruption d'éléments papuleux, à caractères spéciaux. Petiles et ne dépassant guère 2-4 millimètres de diamètre, ces papules sont rouge jaunâtre et de forme irrégulière, mais le plus souvent polygonales. Leur surface est plate et brillante, de sorte que l'éruption semble constituée par une série de petites facettes ; dans quelques cas, on trouve aussi, au centre de la papule, une légère ombilication et un follicule pileux. Les papules sont sèches et ne présentent pas de squames appréciables, dans les premières périodes de l'affection du moins, car, à une phase très avancée, la desquamation peut se montrer à un degré accentué simulant presque le psoriasis ou le pityriasis rubra-pilaire.

Discrètes et irrégulièrement disséminées dans certains cas, les lésions éruptives envahissent, d'autres fois, de grandes surfaces cutanées et peuvent même recouvrir la totalité des téguments.

Quand les papules deviennent ainsi confluentes, il est alors fréquent de les voir former, en certains points, des éléments arrondis de 1-2 centimètres de largeur, d'une couleur rosée ou rouge, surélevés au-dessous de la peau, et dont la surface finement squameuse est parcou-

rue par de petites stries blanchâtres. Autour de
ces éléments se trouvent de petites papules isolées et la palpation dénote, à leur niveau, une
induration notable.

Les lésions du lichen plan peuvent aussi se
disposer sous forme d'anneaux plus ou moins
réguliers dont les dimensions sont très variables.
Le centre de ces anneaux est blanc jaunâtre,
légèrement pigmenté et déprimé par rapport
à la périphérie. Sa bordure est étroite, saillante,
rosée ou rouge, luisante et indurée.

Cette disposition est assez fréquente et sa
connaissance est importante, dans la pratique,
en raison de la confusion facile avec les syphilides circinées.

Le lichen plan siège en des régions très variables, il affecte néanmoins plus spécialement
les avant-bras, le cou, la partie inférieure de l'abdomen, la région lombaire, les organes génitaux
et les membres inférieurs.

A la paume des mains et à la plante des pieds,
où elles se montrent parfois, les papules simulent des vésicules blanc jaunâtre, mais sont
absolument sèches. Ultérieurement, l'épiderme
se détache et laisse au centre une surface rouge
entourée d'une collerette d'épiderme en voie de
desquamation. Il est alors facile de confondre le

lichen plan avec le psoriasis, l'eczéma et les kératodermies palmaires.

Les muqueuses ne sont point à l'abri du lichen de Wilson, les localisations à la langue et à la muqueuse buccale sont même particulièrement fréquentes. Signalées par Unna et Touton, puis étudiées par E. Besnier et Thibierge, elles apparaissent sur les parties dorsale et latérale de la langue avec l'aspect de plaques de leucoplasie buccale. A la face interne des joues, leur apparence est variable : tantôt sous forme de points, tantôt sous forme de stries dirigées en tous sens et s'entrecroisant de façon à figurer des étoiles, elles ont une couleur blanchâtre et un aspect pseudo-cicatriciel.

Les papules du lichen de Wilson peuvent aussi se rencontrer sur le gland et sur les grandes et petites lèvres chez la femme.

Aux manifestations objectives du lichen plan s'ajoute un symptôme de la plus haute importance, c'est le prurit. Il précède souvent l'apparition des éléments cutanés, atteint son maximum pendant leur phase d'état et ne tend à disparaître qu'au moment où l'éruption s'affaisse.

Le prurit consiste non seulement en démangeaisons, mais aussi en picotements, en brûlures, en élancements, en sensations énervantes, qui s'associent de façons très diverses et se réveillent au moindre contact, au plus léger frôlement des habits. Dans la grande majorité des cas, le prurit est intense et survient par paroxysmes violents qui tourmentent les malades au point de causer l'insomnie, et un état de surexcitation nerveuse des plus pénible. Nous devons toutefois noter que si le prurit intense est pour ainsi dire la règle dans le lichen plan, il existe certains cas dans lesquels il manque ou du moins dans lesquels il est extrêmement réduit.

En dehors des troubles nerveux que le lichen plan peut occasionner par suite de l'intensité des sensations prurigineuses, on ne trouve pas, d'ordinaire au cours de cette affection, de phénomènes généraux, malgré l'étendue et l'intensité de l'éruption.

Marche. — L'évolution est lente et chronique ; elle dure plusieurs mois ou même plusieurs années, on y observe seulement de temps en temps des poussées aiguës, pendant lesquelles la presque totalité des téguments peut être envahie. Quand l'affection arrive à sa fin, on voit les papules s'affaisser, le prurit disparaître et il ne reste plus au niveau des lésions qu'une pigmentation brune plus ou moins prononcée et de durée variable.

Il est rare que cette dermatose récidive quand, après une première atteinte, la guérison s'est maintenue complète pendant plusieurs années.

Lavergne a signalé des cas exceptionnels de lichen plan aigu évoluant en quelques semaines. On constate alors que les papules sont moins brillantes et qu'elles se réunissent pour former, en certains points, des plaques rouges, épaissies, sillonnées de stries blanchâtres et recouvertes de squames assez nombreuses, qui ressemblent beaucoup à des placards de lichen simple chronique.

ANATOMIE PATHOLOGIQUE. — Le lichen de Wilson est, au point de vue anatomique, une affection primitivement chorionique. C'est dans la partie supérieure de cette couche que la papule débute par des phénomènes inflammatoires, c'est-à-dire, par la dilatation des vaisseaux et l'infiltration de cellules jeunes. Ces phénomènes d'inflammation ne se propagent à l'épiderme que secondairement.

Quant à l'ombilication des papules, elle est due (Török) pour les petits éléments, à ce fait que leur partie médiane est retenue par un conduit sudorifère, plus rarement par un canal folliculaire, tandis que les parties avoisinantes sont soulevées par la tuméfaction du corps papillaire. Les affaissements centraux des grandes papules sont causés par la régression du corps papillaire produit par l'épaississement de la couche cornée et la desquamation de ses parties supérieures.

Étiologie. — Le lichen plan est une affection de l'âge adulte et qui semble atteindre plus souvent les femmes que les hommes.

Presque tous les sujets atteints de cet affection sont des névropathes présentant une impressionnabilité extrême, mais chez lesquels on trouve assez rarement des symptômes d'hystérie.

Dans la majorité des cas, on peut reconnaître que l'impressionnabilité originelle a été progressivement augmentée par une série d'ébranlements nerveux, de nature variable comme le surmènement physique ou moral, des préoccupations ou des ennuis, etc.

Enfin, le début de l'éruption a souvent lieu à la suite d'un choc physique ou moral violent, dans d'autres cas, il se fait d'une manière insidieuse.

Pathogénie. Nature. — La véritable nature du lichen plan, déjà entrevue par Fox, Hutchinson, Mackensie, n'a été définitivement établie que

depuis ces dernières années. Köbner, E. Besnier
ont d'abord démontré l'influence causale primitive que joue le système nerveux dans la genèse
de l'affection, puis les expériences de L. Jacquet
ont mis en relief le rôle des traumatismes
locaux dans la production des éléments
éruptifs (¹).

Le premier facteur pathogénique du lichen
plan est un état d'éréthisme du système nerveux,
de nature encore complexe et inconnue et dont
nous avons déjà parlé au sujet des dermatoneuroses prurigineuses en général.

Cet éréthisme nerveux intervient dans la production du lichen de Wilson, en agissant sur
la peau de deux façons ; d'abord, en y cau-
sant des troubles de l'innervation vaso-motrice,
puis en y déterminant des sensations prurigineuses.

Sur les téguments, ainsi en état de tension
nerveuse, les traumatismes locaux, grattages
consécutifs au prurit et frottement des vêtements,
font apparaître l'éruption, qui n'est ainsi que la
manifestation cutanée de l'état nerveux.

La preuve du rôle causal joué par le
système nerveux est facile à faire. Il suffit, par

(¹) *Semaine médicale*, 1891, p. 508.

l'emploi exclusif de médicaments internes anti-nervins, mais surtout des douches tièdes prolongées, qui sont un agent éminemment sédatif, de calmer l'éréthisme nerveux pour voir les efflorescences papuleuses, *signature de la névrose sur la peau*, entrer d'elles-mêmes en régression, sans qu'il soit fait d'applications locales d'aucune sorte.

En outre, l'état névropathique des malades, le début de l'affection à la suite des chocs moraux, d'émotions violentes ; l'existence du prurit avant toute espèce de lésion cutanée, démontrent pleinement, la nature primitivement nerveuse du lichen de Wilson.

Quant à l'action des traumatismes locaux, dans la production des éléments éruptifs, les deux expériences suivantes la mettent hors de toute contestation : il est possible, d'une part, de faire rétrocéder les lésions lichéniennes par la simple soustraction des téguments aux petits traumatismes, ce que l'on obtient aisément par le pansement ouaté, ou par tout autre pansement occlusif. On peut, d'autre part, reproduire expérimentalement l'éruption, en faisant, avec une baguette un peu rude, des frictions répétées sur la peau d'un wilsonien ; on détermine ainsi l'apparition d'une raie lichénienne.

Il est donc juste de définir, le lichen plan :
une névrose à manifestations cutanées secon-.
daires, artificielles, provoquées par l'irritation
locale d'une peau dont l'innervation vaso-motrice est déséquilibrée.

Diagnostic. — On peut confondre le lichen
plan avec les syphilides papuleuses ; c'est assurément là le diagnostic différentiel le plus important et celui qui embarrasse le plus dans la
pratique. La couleur, la circination et l'induration sont, en effet, des caractères communs aux
deux affections. Mais, outre qu'elles ne sont pas
prurigineuses, les papules syphilitiques n'ont
pas de contours polygonaux et ne sont pas ombi-
liquées à leur centre ; de plus, leur surface n'est
pas brillante comme dans le lichen de Wilson.

Le pityriasis rubra-pilaire simule quelquefois
le lichen plan, mais il en diffère par ses lésions
caractéristiques de la paume des mains et
de la plante des pieds et par la forme de ses
papules.

Le lichen simple présente des éléments plus
irréguliers, plus étendus, et dont la surface,
recouverte de squames adhérentes, n'est pas
brillante.

Le lichen des scrofuleux est localisé au tronc
et ses papules sont le plus souvent surmontées

de petites squames ou de petites pustules fort peu prurigineuses.

Quant aux autres variétés de lichen ruber dont la rareté est très grande, nous renvoyons aux caractères que nous indiquerons plus loin.

Pronostic. — Le lichen de Wilson appartient au groupe des grandes dermatoses bénignes, puisqu'il ne menace jamais directement la vie. On doit cependant en réserver le pronostic en raison de l'état nerveux qui le provoque et de sa durée toujours fort longue.

Traitement. — 1° Traitement général. La pathogénie du lichen plan, exposée précédemment, conduit aux indications thérapeutiques qui peuvent se réduire aux deux suivantes : 1° diminuer l'hyperexcitabilité nerveuse ; 2° préserver autant que possible la peau, à vaso-motricité déséquilibrée, des traumatismes locaux. Voici par quels procédés ces indications seront remplies. On prescrira aux malades un régime alimentaire non excitant et le repos d'esprit autant que cela est possible, puis on emploiera les antinervins ; musc, assa fœtida et surtout préparations de valériane.

L'un des meilleurs traitements du lichen plan est assurément l'hydrothérapie qui, en douches *tièdes* suivies d'une courte affusion froide, amène la sédation de l'éréthisme nerveux et par suite la diminution rapide des lésions. C'est là un des premiers modes thérapeutiques à mettre en œuvre contre le lichen de Wilson.

Enfin, l'arsenic est très vanté dans le traitement interne de cette affection ; Kœbner a même préconisé son usage en injections sous-cutanées.

2° TRAITEMENT LOCAL. — Il faut prescrire aux wilsoniens des lotions tièdes une ou deux fois par jour avec de l'eau d'amidon, de l'eau vinaigrée ou une solution de sublimé au millième, puis on applique sur la peau, soit des pommades soit des emplâtres.

La pommade la plus employée est l'onguent de zinc additionnée d'anti-prurigineux (menthol, phénol). Les pommades à l'acide salicylique (1-3 $^0/_0$) ou à l'acide pyrogallique (1-5 $^0/_0$) favorisent la disparition des éléments éruptifs.

Quant aux emplâtres, on peut se servir de l'emplâtre de Vigo si l'éruption est peu étendue, mais en surveillant de près les malades. Dans les cas, où les lésions sont trop multipliées, on aura recours aux emplâtres simples, rouge, à l'oxyde de zinc, à l'acide salicylique, à l'acide tartrique.

Enfin, si l'éruption est vivement irritée, on

commencera par calmer l'inflammation par des
lotions émollientes, ou par l'axonge fraîche, la
pommade à l'oxyde de zinc, puis, on fera le
traitement ainsi qu'il a été indiqué ci-dessus.

V. LICHEN RUBER OBTUSUS

Décrit par Unna, le lichen ruber obtusus est
une affection rare dont il faut distinguer deux
formes :

1. Lichen ruber obtusus vrai. — Cette variété
est ordinairement circonscrite et se caractérise
par une éruption de papules volumineuses
hémisphériques ou aplaties dont le sommet ne
présente pas de squames et est centré par une
petite dépression. Le lichen ruber obtusus vrai
n'est pas très prurigineux et sa marche est très
lente.

2. Lichen ruber obtusus corné. — Il diffère du
précédent, en ce que les papules, qui sont plus
disséminées, se recouvrent au bout d'un certain
temps de squames fines et sèches qui se strati-
fient et finissent par donner à la lésion un
aspect corné.

Le traitement du lichen ruber obtusus vrai
ou corné ne diffère pas sensiblement de celui
du lichen plan.

VI. LICHEN RUBER ACUMINATUS
OU NEUROTICUS

Unna, le premier, a décrit cette affection qui est objectivement caractérisée par de petites papules à sommet acuminé, sans dépression centrale, recouvertes de squames et développées autour d'un follicule pileux. Au début, ce sont des points rouges squameux isolés, puis elles augmentent de volume, deviennent confluentes et forment des plaques rouges, prurigineuses, au niveau desquelles la peau s'épaissit rapidement.

Le lichen ruber acuminatus a presque toujours une marche aiguë et, d'après Unna, s'accompagne d'un état général grave : faiblesse, surexcitation nerveuse, prostration. Les malades finissent par tomber dans le marasme auquel ils succombent plus ou moins vite.

Unna recommande, dans ces cas, d'employer l'arsenic à l'intérieur et le sublimé ou l'acide phénique à l'extérieur.

VII. LICHEN RUBER CORNÉ
OU HYPERKÉRATOSIQUE

Il se montre sous forme de plaques irrégulières, très épaissies, recouvertes de squames fines, stratifiées, qui produisent de petits amas rugueux ; entre ces amas se voient de nombreux orifices folliculaires.

Cette dermatose est très prurigineuse et marche avec une extrême lenteur, son siège de prédilection est la région antérieure des jambes. Chez quelques malades, les plaques de lichen corné coïncident avec une éruption typique de lichen plan, aussi bon nombre d'auteurs considèrent-ils le lichen ruber corné comme une simple modification du type plan.

Le traitement est long et difficile ; il faut décaper les lésions à l'aide de savonnages ou d'applications d'emplâtres de savon noir ; on peut encore user de la curette après ramollissement des plaques par les cataplasmes. Cette première partie du traitement terminée, on fera des applications d'emplâtre de Vigo ou de pommades à l'ichthyol, à l'acide pyrogallique, à la chrysarobine. Laillier recommande aussi l'usage de la teinture d'iode.

VIII. LICHEN PLAN ATROPHIQUE

(LICHEN PLAN SCLÉREUX DE KAPOSI-HALLOPEAU)

C'est une variété rare, qui, d'après Hallopeau, est constituée par des « plaques à contours sinueux et légèrement saillants, lesquelles semblent formées de papules conglomérées. Quelques papules isolées sont rondes, un peu saillantes et présentent à leur partie centrale des dépressions punctiformes qui répondent évidemment à des orifices glandulaires ou à des follicules pileux. Des dépressions semblables très prononcées se voient sur toute la surface des plaques ; elles sont entourées d'une légère saillie épidermique. Les plaques sont décolorées ou peu colorées, quelquefois luisantes, d'aspect cicatriciel, sillonnées de plis entrecroisés et formant un quadrillage. Au point de vue histologique, cette forme est caractérisée par une atrophie du corps papillaire avec sclérose du derme et dilatation des conduits sudoripares ».

E. Besnier pense que le lichen plan atrophique doit être considéré plutôt comme une forme que comme une variété du lichen plan. Il ne s'agirait, dans ce cas, que de la prédominance de l'atrophie régressive des éléments du lichen de Wilson que l'on observe quelquefois d'une manière partielle dans cette maladie.

II. PRURIGO DE HÉBRA

Le prurigo de Hébra (ancien lichen polymorphe chronique, prurigo mitis et formicans de Willan et Bateman), est une dermatose absolument individualisée et propre qui a été séparée par Hébra du groupe lichen, dans lequel la plupart des auteurs l'avaient fait rentrer jusque-là.

Symptômes. — La maladie commence presque toujours dans le jeune âge, vers l'époque de la première dentition, à huit ou dix mois. Elle débute par du prurit ainsi qu'en témoignent l'agitation et l'insomnie des enfants puis apparaissent des lésions papuleuses blanc rosé, qui ressemblent absolument aux papules d'urticaire ; ces éléments urticariens sont ensuite remplacés par des papules de prurigo. La succession de ces lésions se fait, dans certains cas, très rapidement : d'autres fois, l'élément prurigo ne s'établit nettement qu'après plusieurs poussées urticariennes, de sorte que la maladie ne revêt ses caractères distinctifs que vers l'âge de deux ou trois ans.

Quand elle est complètement développée, l'affection apparaît avec certaines localisations spéciales. C'est au niveau des surfaces externes et d'extension des membres que se trouve l'éruption, tandis que le côté de la flexion est indemne. Cette règle n'est cependant pas absolue, car, dans les formes intenses et prolongées, l'éruption peut être plus ou moins disséminée et atteindre même le visage; il faut reconnaître toutefois que, même dans ces cas, il y a prédominance aux sièges d'élection. L'éruption est polymorphe et comprend des éléments urticariens et des papules de prurigo qui apparaissent sous forme de petites élevures roses ou rouges dont le sommet est couronné par une croûtelle brune ou noirâtre. Tantôt disséminées, tantôt confluentes, ces papules se réunissent souvent pour former des plaques rouge brunâtre, irrégulières, au niveau desquelles la peau est indurée, enflammée, suintante, et autour desquelles se voient des papules disséminées irrégulièrement.

Il est enfin fréquent de trouver sur ces plaques des croûtes jaune brunâtre, semblables à celles de l'eczéma irrité et aussi parfois des pustules d'impétigo ou d'ecthyma, résultant d'infections secondaires par les excoriations de la peau, consécutives au grattage.

Si l'on examine les ganglions lymphatiques correspondants aux régions atteintes, on les trouve indurés mais non douloureux et jamais suppurés.

Comme la maladie procède par poussées, il n'est pas rare d'observer, à côté des lésions précédentes en pleine activité, des traces de papules anciennes sous forme de petites cicatrices blanches entourées d'une zone légèrement pigmentée. On voit donc, qu'à une période avancée, l'aspect du prurigo de Hébra est celui d'une éruption extrêmement polymorphe composée d'éléments urticariens, de papules de prurigo, de plaques lichénoïdes, de lésions d'infections secondaires, d'excoriations de grattage et de cicatrices d'anciens éléments éruptifs.

Le prurigo de Hébra est une affection toujours prurigineuse, mais le prurit s'y présente avec des degrés variables et c'est ce fait qui explique les dénominations de mitis et de ferox données par les auteurs aux formes extrêmes de la maladie.

Marche. — La marche du prurigo de Hébra est longue et se compte par années. Au cours de cette évolution chronique, on voit fréquemment se produire des poussées aiguës qui durent plus ou moins longtemps et qui surviennent souvent après un excès et surtout pendant l'hiver ou au commencement du printemps.

L'école de Vienne tend à considérer la maladie comme incurable, mais Ehlers, Besnier, Vidal et Brocq ont presque toujours constaté une tendance marquée de la dermatose à la guérison vers la puberté et sa disparition à l'âge adulte.

Prurigo ferox. — Les auteurs modernes font rentrer dans le prurigo de Hébra une dermatose désignée sous le nom de prurigo ferox et qui en est très voisine, quoique distincte par certains caractères.

Elle se traduit par une éruption de papules rouges de prurigo un peu plus volumineuses que dans le prurigo de Hébra et dont le sommet est quelquefois surmonté d'une vésicule ou même d'un pustule. Ces papules sont disséminées sans ordre sur tout le corps, même sur la face et le cuir chevelu, et ne présentent point de localisations ou de prédominances en certaines régions comme dans le prurigo de Hébra ; elles s'accompagnent d'un prurit extrêmement intense. Cette affection se distingue encore du type de Hébra en ce qu'on n'y trouve jamais ces plaques lichénoïdes infiltrées dont nous avons parlé précédemment. Le prurigo ferox procède par poussées succes-

sives entre lesquelles se voient des périodes de
calme plus ou moins prolongées mais il dure
pendant une grande partie de la vie et Hébra le
regarde comme incurable.

ANATOMIE PATHOLOGIQUE. — Leloir et Tavernier[1]
ont étudié avec soin l'anatomie pathologique du
prurigo de Hébra, et leurs recherches peuvent
se résumer de la façon suivante : La lésion principale n'est ni une vésicule d'eczéma, ni une
papule de lichen, ni un élément d'urticaire, ou
de prurigo parasitaire. C'est une sorte de cavité
kystique se développant dans l'intérieur du
corps muqueux de Malpighi.

Ce kyste renferme un liquide clair, quelques
cellules épithéliales et des globules blancs.

Darier a vu, au-dessus de cette cavité vési-
culaire, l'inflammation aiguë de l'épiderme et
au sommet de la papule récente, une plaque
lenticulaire qui se traduit cliniquement par une
tache jaunâtre. Ce n'est pas, pour lui, une croûtelle, car la couche cornée passe au-dessus, c'est
une plaque de cellules en voie de dégénérescence
colloïde.

ÉTIOLOGIE. PATHOGÉNIE. — Le prurigo de Hébra
est une affection de la première enfance ; dans

______

[1] *Ann. de Dermat.*, 1889, p. 613.

certains cas, cependant, elle n'apparaît qu'à l'âge de dix, quinze ans (Vidal, Besnier, Ehlers). Les sujets sont des nerveux et des lymphatiques ; il n'est pas rare de trouver dans leurs antécédents l'arthritisme et la syphilis.

Quand à la pathogénie de cette dermatose, certains auteurs l'ont expliquée par une toxémie, d'autres ont incriminé l'alimentation défectueuse (Comby), mais la preuve de ces théories n'a jamais été donnée.

Avec Vidal et Brocq, il faut aujourd'hui faire rentrer le prurigo de Hébra dans les névrodermites.

Le nervosisme des sujets, le prurit initial, les lichénifications de la peau, permettent d'appliquer ici les connaissances que nous avons sur le lichen simple chronique.

Mais le nervosisme ne constitue pas la seule condition pathogénique.

« A l'état de nervosisme, dit Vidal, qui préexiste à la névrodermite... vient s'adjoindre une autre condition pathogénique apportée par le sujet lui-même, expliquant le polymorphisme, la longue durée du prurigo de Hébra et son incurabilité dans le plus grand nombre de cas. Cet élément était pour Cazenave, Devergie et Bazin, la constitution scrofu-

leuse du malade, c'est pour nous la disposition lymphatique prise au sens dans lequel
l'entend Virchow de système lymphatique
exagéré dans son développement et sa vulnéra-
bilité ».

Le prurigo de Hébra est donc une névrodermite papuleuse chronique, se développant chez
les sujets à constitution lymphatique ; il appartient, par suite, très justement au groupe des
dermatoneuroses.

Diagnostic. — On ne confondra pas le prurigo
de Hébra avec le lichen simple dont les plaques
ne présentent point de papules de prurigo. Avec
les autres variétés de lichens, le diagnostic est
facile, car les papules y sont tout à fait différentes. La phthiriase pourrait prêter à l'erreur
en raison de ses papules excoriées et de ses
lésions de grattage, mais elle offre des localisations particulières à la partie supérieure du dos et
à la ceinture qui diffèrent complètement de celles
du prurigo de Hébra ; en outre, la constatation des
parasites dans les vêtements et l'efficacité de la
thérapeutique désinfectante suffisent pour assurer le diagnostic.

La gale, qui est prurigineuse et présente de
petites papules excoriées, se distingue aisément
par son siège d'élection aux doigts et aux

aisselles et par sa lésion caractéristique, le sillon.

L'eczéma infecté, l'ecthyma sont irrégulièrement disséminés, ils surviennent dans d'autres conditions que le prurigo de Hébra et n'ont pas la même évolution.

L'urticaire n'a pas le même aspect, elle peut, cependant, devenir un sujet d'erreur en raison des lésions urticariennes qui forment la période de début du prurigo de Hébra. Nous rappellerons que, dans l'urticaire, l'éruption est beaucoup moins polymorphe que dans le prurigo de Hébra, qu'elle n'est point localisée, que sa durée est le plus souvent éphémère et qu'elle apparaît ordinairement à la suite d'une intoxication d'origine alimentaire ou autre.

Pronostic. — Il doit être réservé en raison de la longue durée de la maladie, de ses poussées aiguës et de l'état général des malades : nervosisme et lymphatisme.

Traitement. 1° Traitement interne. — Il est indispensable de donner aux malades lymphatiques de l'huile de foie de morue à dose aussi élevée que possible (quatre à six cuillerées par jour). En suspendant son emploi pendant la saison chaude et en la remplaçant alors par l'arséniate de soude, ce traitement est, d'ordinaire,

bien toléré. Si cependant les malades ne suppor-
taient pas l'huile de foie de morue, on essayerait
les divers succédanés qui ont été proposés : sirop
antiscorbutique, sirop de raifort iodé, sirop iodo-
tannique, sirop d'iodure de fer, hypophosphites.

Aux nerveux, on donnera les antinervins :
valériane, valérianates, eau distillée de laurier
cerise, bromure, et, si le prurit est intense, l'acide
phénique ($0^{gr},30$, $0^{gr},60$ par jour). On pourra
aussi employer les douches tempérées qui réus-
sissent parfois.

Le régime sera sévère et tel que nous l'avons
indiqué pour les dermatoneuroses en général.

Les stations thermales sont, dans certains cas,
d'un utile emploi ; on aura le choix, suivant la
constitution des sujets, entre La Bourboule, Lu-
chon, Barèges, Cauterets, Salins, Salies-de-
Béarn, Biarritz.

2° TRAITEMENT EXTERNE. — Si les téguments
sont irrités ou s'ils présentent des lésions d'infections, on commencera par les applications
émollientes et antiseptiques, puis, quand l'inflammation sera calmée, on fera le traitement
du prurigo en lui-même.

Le meilleur topique est, sans contredit, l'huile
de foie de morue. L'huile blonde, additionnée de
0,50, 1 gramme p. $^0/_0$ d'acide phénique, donne des

résultats excellents. On l'emploie en badigeonnages ou sous forme de compresses de tarlatane imbibées d'huile et recouvertes d'une toile imperméable ; on peut aussi mettre en usage les emplâtres à l'huile de foie de morue. Quel que soit le mode d'application, on fera faire tous les jours aux malades un ou deux lavages avec de l'eau tiède et du savon (de naphtol par exemple). Cette médication par l'huile de foie de morue est la première à tenter dans le prurigo de Hébra et n'offre que l'inconvénient de l'odeur nauséabonde des pansements.

Nous citerons seulement ici d'autres topiques, mais dont l'efficacité est beaucoup moindre : axonge fraîche, additionnée d'acide tartrique, liniment oléo-calcaire phéniqué, emplâtre blanc, emplâtre diachylon. Enfin, les colles, en raison de leur rôle occlusif, peuvent être employées, mais seulement après disparition complète de toute lésion eczémateuse ou d'infection. Tenneson et Thibierge ont, par ce moyen, obtenu quelques guérisons.

III. PRURIGOS DIATHÉSIQUES

. Ce groupe de prurigos, établi par E. Besnier ([1]), doit occuper une place distincte à côté du prurigo de Hébra.

Le premier symptôme est le prurit toujours intense, rémittent, avec des exacerbations, des paroxysmes nocturnes et des retours parfois saisonniers.

Le caractère fondamental de ces prurigos diathésiques, est de présenter des lésions très polymorphes et dont aucune n'est spécifique. Ce sont des papules ressemblant tantôt à celles du prurigo de Hébra, tantôt à celles du lichen, des lésions urticariennes, des éléments eczématiformes d'aspects variables.

Le début se fait d'une manière insidieuse dans l'enfance ou la jeunesse et généralement à une époque plus tardive que pour le prurigo de Hébra. Les sujets sont souvent des névropathes et présentent parfois des troubles digestifs ou rénaux.

L'évolution se fait par poussées successives et, dans certains cas, on voit le processus morbide abandonner la peau pour se localiser sur les

---

([1]) E. BESNIER. — *Annales de Dermatol.*, 1892, p. 634.

viscères amemant ainsi l'emphysème, l'asthmc, le catarrhe des foins.

Une fois établie, la maladie devient « une propriété morbide de l'individu, elle peut s'atténuer ou s'éteindre, mais elle est rebelle à toutes les médications » (E. Besnier).

TRAITEMENT. 1° TRAITEMENT INTERNE. — Outre le régime sévère, on prescrira aux nerveux, la valériane, la belladone, les bromures, l'hydrothérapie tiède. On donnera aux arthritiques, le bicarbonate de soude et la lithine, aux lymphatiques, l'huile de foie de morue.

Il faudra aussi traiter, s'il y a lieu, les troubles digestifs et les altérations du rein.

2° TRAITEMENT EXTERNE. — Les principaux agents thérapeutiques sont : les enveloppements humides faits comme il a été indiqué au traitement général des dermatoneuroses, la pommade à l'oxyde de zinc additionnée d'antiprurigineux et les emplâtres.

IV. URTICAIRE

On appelle urticaire une éruption à marche rapide composée de petites élevures prurigineuses ressemblant à des piqûres d'orties.

Tantôt l'urticaire existe seule ; tantôt elle complique une affection parasitaire ou une dermatose prurigineuse.

Il est évident que nous ne nous occuperons ici que de la première variété.

Il faut étudier :

1° L'urticaire aiguë.

2° L'urticaire chronique.

3° L'urticaire pigmentaire.

Symptômes. 1° *Urticaire aiguë*. — Le début se fait brusquement, par exemple à la suite de l'ingestion de certaines substances alimentaires ou médicamenteuses chez un prédisposé ; il y a de la fièvre et quelques symptômes généraux (fièvre ortiée) puis, en des points très variables, le malade éprouve des sensations de brûlure, de prurit qui l'incitent au grattage ; le long des traînées de grattage, on voit apparaître les éléments d'urticaire.

Ce sont de petites élevures roses ou rouges, souvent décolorées en leur centre, dures au toucher, et de formes variables. Le plus souvent elles sont aplaties à leur sommet et figurent des papules, d'autres fois, les éléments urticariens sont plus étendus et prennent l'apparence de taches (urticaire maculeuse), de dessins sinueux (urticaire gyratée, figurée), d'élevures très saillantes (urticaire tubéreuse ou géante). L'urticaire peut s'accompagner d'œdème quand elle se développe sur une région dont le tissu cellulaire est lâche comme les paupières, la vulve, le prépuce, quelquefois même l'œdème peut envahir les régions avoisinantes et atteindre toute la face par exemple, c'est l'urticaire œdémateuse de Hardy. Dans certains cas, le processus exsudatif est poussé à un tel degré que la papule congestive d'urticaire est surmontée d'un soulèvement vésiculeux ou bulleux rempli de sérosité d'abord transparente puis purulente (urticaire vésiculeuse et bulleuse). Cette forme, qui laisse après elle des pigmentations brunes plus ou moins durables, est fort intéressante à connaître, car on pourrait la confondre avec le pemphigus ou la dermatite herpétiforme. Les éléments urticariens n'ont pas de localisations spéciales, ils peuvent se rencontrer en n'importe quelle région, même sur le cuir chevelu. Les muqueuses buccale, labiale, linguale, tonsillaire et pharyngienne, sont même, dans certains cas, le siège d'éruptions urticariennes ; on y voit alors se développer rapidement des œdèmes rouges plus ou moins prononcés et parfois si considérables qu'ils causent une gêne marquée de la respiration.

On a aussi pensé au développement de l'urticaire sur les muqueuses profondes, dans certains cas curieux d'alternances des poussées urticariennes cutanées avec des phénomènes nasaux, laryngés, bronchiques (asthme surtout), gastro-intestinaux, vésicaux, utéro-ovariens. Mais si la réalité de ces faits est indiscutable, leur assimilation à l'urticaire interne, à l'endermose, suivant l'expression de Guéneau de Mussy, est encore très incertaine.

La marche de l'urticaire est rapide et se compte par heures ; tantôt il n'existe qu'une seule éruption, tantôt on voit plusieurs poussées se succéder pendant quelques jours.

2° *Urticaires chroniques.* — Les malades atteints de la forme chronique présentent des poussées d'urticaire à intervalles plus ou moins éloignés et cela pendant des mois ou des années. Chacune de ces poussées est d'ailleurs d'une évolution rapide, comme dans la forme aiguë.

Au bout d'un certain temps, par suite des grattages, apparaissent des excoriations et, sur les éléments ortiés ulcérés à leur sommet, de petites papules croûteuses de prurigo ; on constate aussi un certain degré de pigmentation.

L'état général peut alors devenir sérieux en raison de l'insomnie et de l'éréthisme nerveux. L'urticaire chronique est souvent la phase initiale du prurigo de Hébra chez les enfants et de la dermatite herpétiforme chez l'adulte.

Diagnostic. — Il est en général facile ; au début d'une poussée aiguë, on pourrait cependant confondre avec l'érysipèle ou la scarlatine, mais l'éruption urticarienne n'a pas la teinte de la scarlatine et ne présente ni l'uniformité, ni le bourrelet périphérique des plaques érysipélateuses.

L'érythème multiforme est facile à séparer de l'urticaire maculeuse en raison de ses localisations et de sa marche, il existe toutefois des faits de transition entre l'urticaire maculeuse et l'érythème polymorphe dont la classification est d'une difficulté extrême.

Nous rappellerons ici que, dans tous les cas où le diagnostic est malaisé, deux symptômes doivent faire penser à l'urticaire : 1° la fugacité très grande des lésions ; 2° la possibilité de faire naître sur le malade de l'urticaire factice par le grattage ou le contact, fait sur lequel nous aurons l'occasion de revenir au sujet de la pathogénie.

Anatomie Pathologique. — Au niveau de la papule d'urticaire, on trouve, autour des vaisseaux superficiels du derme, une gaine de leucocytes d'abord peu abondants, ensuite fort nombreux.

Dans le tissu conjonctif on constate de l'œdème interstitiel et l'infiltration de cellules migratrices.

ÉTIOLOGIE. — Les causes occasionnelles de l'urticaire sont nombreuses et doivent être divisées en plusieurs groupes.

a) *Agents externes*. — Le contact des orties, de certains animaux marins, des puces, punaises, cousins, poux, chenilles processionnaires, déterminent souvent des poussées urticariennes.

b) *Substances ingérées*. — Les ingesta sont, chez les prédisposés, une des causes les plus fréquentes de l'urticaire. Parmi les aliments il faut mentionner : la charcuterie, les truffes, les poissons de mer, les crustacés, les moules, les champignons, les fraises, les groseilles, les noix, le melon, les choux, les glaces, le vin; blanc, l'alcool, le café, l'eau de Seltz. Citons encore ici l'alimentation solide prématurée chez l'enfant et enfin plusieurs médicaments, entre autres : le quinine, le bromure de potassium, le santal, l'antipyrine, etc.

c) *Maladies infectieuses et diverses*. — Souvent l'éruption est deutéropathique et se montre à la suite ou au cours de maladies infectieuses, scar-

latine, rougeole, fièvre typhoïde, fièvre palu-
déenne (Verneuil, Merklen), etc.

Elle peut aussi dépendre des dyspepsies, de la
dilatation stomacale, des vers intestinaux. Dans
le kyste hydatique, elle est assez fréquente et ré-
sulte d'une névrotoxine produite par des poisons
encore indéterminés contenus dans le liquide
du kyste (¹).

d) Affections cutanées. — Au cours de bon
nombre de dermatoses, les malades présentent,
s'ils y sont prédisposés, des éléments urticariens :
en particulier, dans les prurigos, la dermatite
herpétiforme, etc.

Pathogénie. — Dans la pathogénie de l'urticaire, il faut faire intervenir trois facteurs :

1° Une action spéciale sur les centres nerveux ;

2° Une excitation locale au niveau de la peau ;

3° Une prédisposition spéciale du sujet.

La papule d'urticaire est, en somme, un
œdème circonscrit résultant de la paralysie vaso-
motrice des vaisseaux cutanés, il faut donc placer
en première ligne, parmi ses facteurs, une excitation des centres nerveux vaso-moteurs. Cette ex-

------

(¹) En d'ingénieuses expériences, Debove a montré
que l'injection hypodermique d'une faible quantité du
liquide hydatique provoque l'apparition de papules
ortiées.

citation peut d'ailleurs provenir d'une névropathie, d'une intoxication (auto ou hétéro-intoxication) ou peut-être d'une action réflexe, comme porte à le croire la rapidité avec laquelle se développent certaines urticaires à la suite de l'ingestion d'aliments.

Tel est l'élément nerveux qui amène l'éréthisme du système vaso-moteur, la tension ortiée.

Le second élément non moins important que le premier, et qui détermine la réaction névro-paralytique cutanée, est l'excitation des téguments. L. Jacquet a démontré qu'il faut une excitation de la peau pour que la papule ortiée se produise. Le traumatisme cutané est d'ailleurs souvent minime, et se réduit parfois au frôlement des vêtements. Ce fait est mis hors de doute par suite des deux expériences suivantes (¹) :

1° Chez un sujet atteint d'urticaire, si l'on protège hermétiquement une partie du corps par un pansement occlusif, les phénomènes ortiés s'éteignent en cette région et la durée de cette immunité est exactement celle de l'application du pansement protecteur ; 2° Chez un urticarien,

---

(¹) *Annales de Dermatologie*, 1887, p. 525, et *Gaz. des Hôp.*, p. 1259 et 1279.

on peut à volonté produire l'urticaire en faisant sur la peau *en état de tension ortiée*, un léger traumatisme, comme une traînée de grattage, par exemple. Nous avons vu précédemment comme on peut utiliser cette propriété de la peau urticarienne pour trancher un diagnostic difficile.

La production de l'urticaire factice donne l'explication de ces faits que Dujardin-Beaumetz et Mesnet ont appelé *autographisme, dermographisme*, et qui consistent essentiellement dans le développement d'une élevure blanc rosé, urticarienne au point où l'on applique un instrument mousse quelconque. La saillie donne alors exactement le tracé du traumatisme, et dure de quelques minutes à une ou deux heures (¹).

Ces faits d'autographisme surviennent chez les urticariens ou chez des nerveux (hystériques), et ne diffèrent de l'urticaire que par l'absence des phénomènes douloureux.

Enfin, un troisième facteur intervient dans la production de l'urticaire, c'est la prédisposition individuelle qui joue ici le rôle important sur lequel nous avons déjà insisté en d'autres parties de cet ouvrage (voir t. I, p. 56).

(¹) Cf. une excellente étude sur le *Dermographisme*, par T. BARTHÉLEMY, Paris, 1893.

TRAITEMENT. 1° TRAITEMENT INTERNE. — L'urticaire résultant, dans la majorité des cas, d'une
auto ou d'une hétéro-intoxication, il est tout
indiqué de la combattre tout d'abord.

On prescrira un régime sévère, la diète lactée,
puis on usera des évacuants : vomitifs, purgatifs
salins, lavage de l'estomac même suivant l'état
du sujet. Pour agir dans le même sens, on favo-
risera la diurèse : Eaux de Vittel, Contrexéville,
Évian, Royat, Pougues ; tisanes diurétiques
(chiendent, houblon, queues de cerises), auxquelles on se trouvera bien d'ajouter vingt à
quarante grammes de lactose.

Si l'urticaire est liée non plus à l'intoxication,
mais à l'état nerveux, à une névropathie, on
s'adressera aux antinervins, bromures, valériane
et quelquefois au chloral.

Chez les arthritiques nerveux et dans les cas
chroniques, il faut donner les eaux alcalines, le
bicarbonate de soude. Enfin, il faut s'occuper
aussi du traitement interne du symptôme urticaire en lui-même ; les médicaments qui réus-
sissent le mieux dans ce sens sont : la quinine
($0^{gr},50$ à $0^{gr},60$ par jour), (l'ergotine ($0^{gr},30$ à
$0^{gr},50$), la belladone (un à cinq centigrammes
d'extrait).

On prescrira ces agents soit isolés, soit

associés en pilules, suivant la formule de M. Brocq :

<pre>
Bromhydrate de quinine . . .   5 centig.
Ergotine . . . .   3 centig.
Extrait de belladone   . . . .   2 centig.
Excipient . . . .   q. s.
</pre>

pour une pilule ; de 8 à 16 par jour.

La quinine, dans les cas d'urticaire paludique, est, bien entendu, le spécifique et doit être alors employée à dose massive.

On a encore vanté comme vaso-moteurs et nervins, l'antipyrine et le salicylate de soude. Dans les cas chroniques, on se trouvera bien d'envoyer les malades à certaines eaux minérales : Néris, Royat, Plombières, Bagnères-de-Bigorre, La Bourboule.

2° TRAITEMENT EXTERNE. — On a préconisé les bains (alcalins, sulfureux, de sublimé), mais on doit être très réservé sur leur emploi plus souvent nuisible qu'utile (Besnier). Il est de beaucoup préférable de prescrire des lotions chaudes, faites avec l'eau de camomille, de guimauve, l'eau additionnée de vinaigre, d'acide phénique à $\frac{1}{300}$, on poudre ensuite le malade avec de l'amidon, du lycopode, de l'oxyde de zinc ou du bismuth.

On a aussi retiré quelque avantage des applications avec des compresses imbibées d'une solution d'atropine à o^{gr},10 %/$_6$; le prurit est souvent calmé par ce procédé, mais il ne doit être employé que pour de petites surfaces.

Les pommades sont d'un usage constant à la place des poudres, la meilleure est la pommade de zinc additionnée d'antiprurigineux (menthol ou acide phénique) comme il a été indiqué.

Les expériences de L.Jacquet démontrent, dans l'urticaire, l'utilité des enveloppements, mais le pansement ouaté occlusif est d'un emploi difficile, surtout sur de vastes surfaces. Les colles peuvent alors rendre quelques services.

Enfin, dans les cas où il existe des accidents internes se rattachant à l'urticaire, des indications spéciales (trachéotomie) se posent qui ne sont plus du domaine dermatologique, il faut cependant signaler ici la nécessité de n'intervenir que rarement, une révulsion cutanée énergique amenant le plus souvent la cessation de ces accidents.

URTICAIRE PIGMENTAIRE

Symptômes. — C'est une affection rare, qu'il ne faut pas confondre avec les urticaires suivies de pigmentation ([1]).

Elle est particulière à la première enfance et

(1) Raymond. — *Thèse de Paris*, 1888.

débute dans les premiers mois de la vie ; cependant il en existe quelques cas chez l'adulte (Besnier, Kaposi).

L'affection est constituée par des éruptions successives de placards érythémateux sur lesquels apparaissent des éléments urticariens rosés ou blanchâtres. Ces papules d'urticaire s'affaissent assez rapidement et en même temps se pigmentent en jaune plus ou moins foncé ou en brun. De temps en temps, on voit se produire des poussées érythémateuses qui envahissent les espaces intermédiaires de peau saine. Quand la maladie est complètement développée, la peau des enfants revêt un aspect caractéristique, elle est tachetée de plaques rouges érythémateuses, de papules ortiées et de macules pigmentaires, de sorte que certains auteurs l'ont assez justement comparée à la peau de léopard.

On a distingué trois formes cliniques d'urticaire pigmentée suivant la prédominance de tel ou tel élément éruptif : la forme nodulaire caractérisée par l'abondance des plaques érythémateuses saillantes, la forme maculeuse dans laquelle les taches pigmentées sont en majorité et la forme mixte, la plus fréquente, qui n'est que la combinaison des deux précédentes. L'évolution, dépourvue d'accidents généraux, est lente

et dure en moyenne huit à dix ans d'après
Raymond ; elle se fait par poussées plus fréquentes en hiver et qui vont en diminuant
d'intensité et de nombre à mesure que le sujet
avance en âge. La terminaison naturelle est la
guérison sans cicatrices d'aucune sorte.

ÉTIOLOGIE. NATURE. — Les causes de l'urticaire pigmentaire sont encore inconnues.
M. Raymond a montré que c'est une angio-né-
vrose comme l'urticaire dont elle présente les
lésions, mais il y a, en outre, une action particulière sur la nutrition du tissu conjonctif du
derme qui est infiltré d'éléments spéciaux, les
matszellen d'Erlich.

On ne sait rien de l'agent provocateur de la
maladie.

DIAGNOSTIC. — Le diagnostic avec les pigmentations consécutives à l'urticaire ordinaire est
simple, par suite de l'évolution rapide des lésions
dans ce dernier cas.

TRAITEMENT. — Le traitement donne peu de
résultats, il ne diffère pas de celui que nous
avons indiqué pour l'urticaire.

III

DERMATITE HERPÉTIFORME

—

On appelle ainsi une dermatose constituée par la réunion de faits que les auteurs classaient autrefois dans les eczémas bulleux, dans l'hydroa, dans le pemphigus, dans l'herpès et dans les arthritides bulleuses de Bazin.

Duhring, le premier, en 1884, eut l'idée de les réunir pour en constituer un groupe dermatologique. Les idées du Duhring ont été reprises en France par Brocq (¹) et sont aujourd'hui généralement adoptées.

Dans l'état actuel de nos connaissances, la dermatite herpétiforme ne doit pas être considérée comme une entité morbide bien définie, mais plutôt comme un syndrome clinique,

---

(¹) Brocq. — *Ann. de Dermat.*, 1885.

comme un ensemble de faits dont les caractères typiques sont les suivants :

1° Polymorphisme des lésions : érythémateuses, papuleuses, vésiculeuses et bulleuses ;

2° Phénomènes douloureux, variables mais constants ;

3° Longue durée de l'affection qui procède par poussées successives ;

4° Conservation d'un bon état général malgré l'intensité des lésions cutanées.

Ces quatre grands caractères sont communs à tous les cas, mais ils peuvent subir quelques modifications accessoires qui permettent d'opérer une division parmi eux ; d'après M. Brocq, il faut distinguer trois groupes dans la dermatite herpétiforme.

1° La dermatite polymorphe prurigineuse chronique, à poussées successives, ou dermatite herpétiforme proprement dite, comprenant des faits à évolutions lentes.

2° La dermatite polymorphe prurigineuse aiguë dont la durée est de beaucoup moins longue et qui affecte des rapports intimes avec le groupe des érythèmes polymorphes bulleux.

3° La dermatite polymorphe prurigineuse récidivante de la grossesse connue encore sous le nom d'*herpès gestationis*.

I. DERMATITE POLYMORPHE PRURIGINEUSE CHRONIQUE A POUSSÉES SUCCESSIVES

SYMPTÔMES. — L'affection commence le plus souvent par des phénomènes douloureux et par un prurit assez intense qui précède de plusieurs jours l'apparition des éléments cutanés. Ceux-ci se montrent ensuite sous des formes variables, tantôt ce sont des plaques érythémateuses ou d'apparence urticarienne ; d'autres fois, et c'est le fait le plus commun, ce sont des vésicules ou des bulles.

L'éruption débute en diverses régions, elle s'étend rapidement d'une façon symétrique et ne tarde pas à envahir la totalité ou la presque totalité des téguments.

La dermatite herpétiforme est alors constituée et présente les caractères suivants :

1° Une éruption variable et polymorphe dans laquelle Brocq reconnaît des lésions primitives et des lésions secondaires.

Les *éléments primitifs* sont des plaques érythémateuses, des vésicules, des bulles et des pustules. Les placards d'érythèmes sont arrondis ou irréguliers, ressemblant à des plaques d'urticaire mais plus persistants ; d'autres fois, leurs dimensions sont moindres, ils simulent alors de simples papules rouges dont le sommet peut être excorié ou surmonté d'une vésicule.

Les vésicules et les bulles apparaissent d'ordinaire sur les placards érythémateux, mais il n'est pas exceptionnel de les voir naître d'emblée sur la peau saine. Elles sont irrégulièrement disséminées ou agglomérées en petits groupes ; leurs dimensions sont très variables, tantôt comparables à un grain de millet, elles peuvent acquérir le volume d'une noix et même davantage quand plusieurs éléments se réunissent les uns avec les autres. Leur contenu est transparent et jaune pâle au début, puis, dans la majorité des cas, il se trouble à mesure que l'élément évolue, de sorte qu'au bout d'un certain temps les bulles deviennent purulentes.

Les pustules blanc jaunâtre, puriformes, résultent, comme nous venons de le dire, de la transformation des bulles ; cependant, dans quelques cas, rares il est vrai, elles peuvent exister d'emblée à l'état de pustules.

Les *lésions secondaires* sont constituées par des croûtes et des squames qui résultent de la rupture et de la dessiccation des bulles transparentes ou des pustules ; dans ce dernier cas les croûtes molles et jaunâtres ont un aspect impétiginiforme.

On observe, en outre, des excoriations superficielles consécutives aux grattages incessants et des macules jaunes ou brunes qui ne sont autre chose que les traces des vésicules ou des bulles et qui s'effacent avec lenteur.

Enfin, il n'est pas rare de trouver en certaines parties du corps un épaississement plus ou moins prononcé de la peau qui n'est que le résultat des irritations intenses et répétées qu'elle subit.

On peut voir se produire, au cours de la dermatite herpétiforme, des localisations éruptives sur les muqueuses, surtout celles de la bouche, du pharynx et du vagin. On observe alors une rougeur et un œdème plus ou moins étendus et des bulles qui laissent, après leur rupture, des exulcérations ou des ulcérations irrégulières et recouvertes de lambeaux épidermiques blanchâtres.

2° Les *phénomènes douloureux* éprouvés par les malades sont constants dans la dermatite de Duhring et en constituent un des caractères les plus importants.

Ils précèdent l'éruption ou commencent en

même temps qu'elle et persistent, en général, jusqu'à la rupture des bulles et des vésicules. A ce moment, ils diminuent sensiblement et peuvent même disparaître. Ce sont des sensations plus ou moins vives de picotements, de cuisson, de brûlure, de tension douloureuse et surtout de prurit dont l'intensité est parallèle à celle de l'éruption.

Les phénomènes douloureux sont continus mais présentent une exacerbation manifeste vers le soir et pendant la nuit; ils sont toujours intenses et peuvent acquérir un tel degré que le malade, en proie à l'insomnie et à l'excitation continue, tombe dans un état nerveux grave.

3° Malgré l'intensité des phénomènes éruptifs et douloureux, la dermatite herpétiforme ne s'accompagne pas de *phénomènes généraux* graves. L'appétit est conservé et la température reste normale, sauf au moment des poussées éruptives violentes où elle peut s'élever de quelques dixièmes de degré.

Les symptômes subjectifs névralgiques dont nous avons parlé déterminent toutefois, quand ils sont très marqués, certains troubles nerveux et une insomnie qui débilitent et amaigrissent les malades.

MARCHE. DURÉE. TERMINAISON. — La dermatite de Duhring évolue lentement et par poussées successives entre lesquelles il existe des périodes de calme plus ou moins longues. Ces poussées, qui, chez le même malade, peuvent revêtir des aspects très différents, sont elles-mêmes composées d'un certain nombre de poussées secondaires, ordinairement subintrantes, et dont l'intensité va en décroissant à mesure que l'on approche de la fin de la phase éruptive.

La durée totale de l'affection se compte par mois et par années, mais il est difficile de la préciser exactement. Sous ce rapport, M. Brocq établit deux variétés dans la dermatite herpétiforme :

1° La forme chronique, durant plusieurs années et comprenant une grande série d'attaques successives :

2° Une forme moins longue guérissant en quelques mois, se réduisant à une seule grande attaque constituée par de petites poussées secondaires. C'est la variété subaiguë et bénigne.

La terminaison se fait dans la majorité des cas par la guérison, les attaques diminuant d'intensité à mesure que la maladie progresse.

Cependant la mort peut survenir quelquefois soit par cachexie ultime chez les vieillards, soit par une complication intercurrente : endorcadite, entérite cholériforme, anurie, congestion pulmonaire, lymphodermites érésypélatoïdes.

Variétés. — Outre les deux formes que nous venons de signaler au sujet de la marche de l'affection, on a distingué plusieurs variétés de dermatite herpétiforme suivant la prédominance de tel ou tel élément éruptif : variétés érythémateuse, érythémato-vésiculeuse, érythémato-bulleuse, et polymorphe, la plus fréquente de toutes et qui est le véritable type de la maladie.

Suivant le degré et l'abondance des lésions, on a également décrit une forme intense dans laquelle les éléments cutanés sont si abondants que la peau, rouge et infiltrée, est recouverte de croûtes et de squames en desquamation incessante, rappelant l'aspect d'une herpétide maligne exfoliatrice ou de certains eczémas généralisés. A côté de ce type grave se placent une variété moyenne et une variété bénigne dans laquelle on ne rencontre que quelques lésions disséminées.

Enfin, il y aurait une dermatite herpétiforme latente caractérisée par des phénomènes subjectifs sans éruption bien nette.

ÉTIOLOGIE. — La dermatite de Duhring est une affection assez rare qui peut débuter à tout âge, quoique son maximum de fréquence soit chez l'adulte ; elle peut atteindre aussi bien l'homme que la femme ; cependant, chez cette dernière, on la rencontre moins souvent. Dans les antécédents des malades, il n'est pas rare de noter l'arthritisme et le lymphatisme, mais le fait étiologique le plus important que nous possédions est la fréquence d'accidents nerveux ou d'états névropathiques manifestés dans le passé pathologique des malades.

Il n'est pas exceptionnel, en outre, de voir l'éruption débuter à la suite d'un choc moral violent ou d'émotions fortes, ce qui semble bien démontrer le rôle pathogénique que joue ici le système nerveux.

PATHOGÉNIE. — Dans l'état actuel de la dermatologie, il est impossible de donner une théorie pathogénique précise de la dermatite herpétiforme : nous sommes réduits sur ce point à des hypothèses plus ou moins vraisemblables.

La maladie est-elle due à une intervention microbienne directe? Cela ne semble guère probable, car elle n'est ni contagieuse ni inoculable, elle procède par poussées symétriques, irrégulières, n'ayant point la marche cyclique des

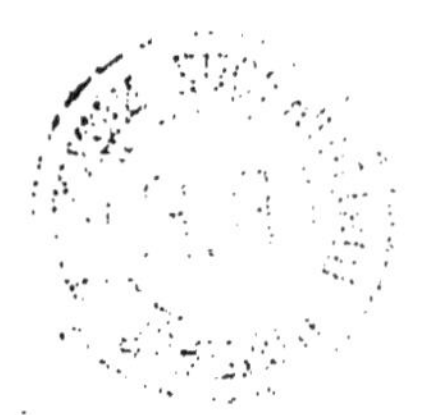

affections bactériennes. En outre, les recherches bactériologiques pratiquées sur les éléments éruptifs sont restées jusqu'ici sans résultats certains.

Les auteurs américains tendent plutôt à considérer la dermatite de Duhring comme une affection d'origine nerveuse et cette opinion, quoique hypothétique, est assurément la plus probable.

C'est d'ailleurs celle que l'on adopte généralement en France. Certains faits cliniques plaident singulièrement en sa faveur. Les phénomènes quasi-névralgiques : prurit, cuissons, douleurs que l'on observe au niveau de la peau, la symétrie des lésions, les antécédents névropathiques fréquents chez les malades, le début, dans certains cas à la suite de secousses nerveuses, violentes, sont en effet des arguments sérieux à l'appui de l'intervention nerveuse dans la genèse de la maladie.

Quant à la nature intime de cette action du système nerveux, elle est encore tout à fait problématique, nous ignorons complètement si le rôle des centres nerveux est primitif, l'affection étant alors une dermatoneurose pure, ou si ce rôle n'est que secondaire à l'intervention d'une bactérie ou d'un poison d'origine variable, microbienne ou autre.

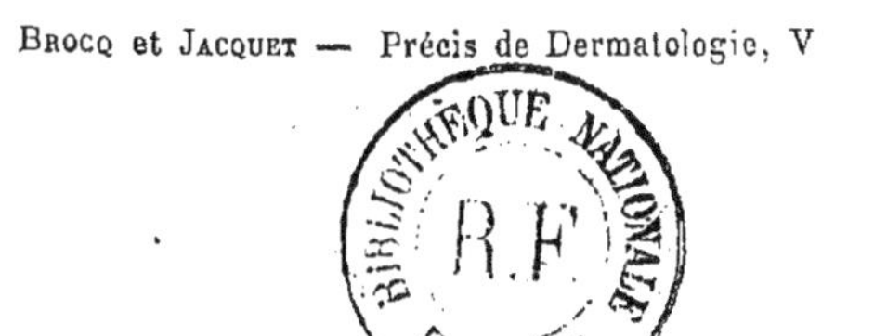

DIAGNOSTIC. — Le pemphigus aigu ne présente ni la longue durée, ni les phénomènes douloureux, ni la conservation du bon état général que l'on trouve dans la dermatite herpétiforme.

Le pemphigus chronique, outre l'état général grave qui l'accompagne, ne possède ni la marche par poussées successives, ni les phénomènes subjectifs que nous avons étudiés précédemment.

L'érythème polymorphe bulleux et l'herpès iris de Batteman pourraient, dans certains cas, prêter à l'erreur en raison de leurs symptômes objectifs, mais leur marche rapide et l'absence de phénomènes cutanés douloureux permettront alors d'assurer le diagnostic.

Certaines urticaires bulleuses ont des relations intimes avec la dermatite de Duhring et la limite entre les deux affections est souvent indécise, on se souviendra cependant, que, dans l'urticaire bulleuse, les éléments éruptifs sont moins nombreux, d'une durée beaucoup moindre, que les bulles se forment seulement au niveau d'un élément préexistant d'urticaire, et enfin qu'il est possible de déterminer de l'urticaire factice chez les sujets qui en sont atteints.

L'ingestion de certains médicaments, comme

le salicylate de soude, cause parfois des éruptions polymorphes érythémato-bulleuses, dont le diagnostic peut être embarrassant ; mais, dans ce cas, l'évolution est rapide et les commémoratifs renseignent sur l'origine de la maladie.

Nous signalerons enfin, mais pour mémoire seulement, la confusion possible de la dermatite herpétiforme avec l'eczéma généralisé, l'herpès, l'impétigo, les dermatites exfoliatives primitives ou secondaires et les prurigos rebels.

PRONOSTIC. — Le pronostic est bénin, car la dermatite herpétiforme ne menace pas directement l'existence, mais cette bénignité n'est que relative, car c'est une dermatose longue dont les poussées éruptives intenses et douloureuses affaiblissent les malades, leur enlèvent tout repos et toute possibilité de continuer leurs rapports sociaux. Nous rappellerons aussi que la terminaison fatale peut survenir du fait d'une complication.

TRAITEMENT. 1° TRAITEMENT INTERNE. — Nous ne connaissons pas encore de médicament efficace contre la dermatite herpétiforme ; on a successivement employé : le fer, l'arsenic, l'iodure de potassium, la quinine, la strychnine, la belladone, l'atropine, mais sans résultats satisfaisants. L'arséniate de soude, la quinine, l'ergotine et l'huile de foie de morue ont cependant, dans quelques cas, paru agir favorablement.

On prescrira un régime alimentaire dans lequel les boissons et les aliments excitants seront sévèrement proscrits, on veillera à la régularité des fonctions digestives et urinaires et l'on administrera les antinervins s'il y a lieu.

2° TRAITEMENT LOCAL.— On aura le choix entre diverses méthodes :

a) Bains prolongés ou lotions anti-prurigineuses (acide phénique, sublimé, chloral).

b) Poudres inertes (amidon, talc, bismuth, oxyde de zinc) dont l'usage soulage, en général, très bien les malades.

c) Pommades de zinc, de bismuth, de goudron, de naphtol additionnés, s'il y a lieu, d'anti-prurigineux.

d) Onctions de liniment oléo-calcaire phéniqué ($0^{gr},5o$ $^0/_0$) suivies d'enveloppements ouatés.

e) Besnier recommande l'enveloppement des parties malades avec des compresses de lin ou de tarlatane imbibées de la solution suivante :

Salicylate de soude. . . .	2 grammes
Bicarbonate de soude . . .	1 gramme
Eau	100 grammes

Ce procédé réussit particulièrement bien au moment des poussées aiguës.

Enfin, quand il se développe des bulles, on recommandera aux malades de les rompre avec une aiguille flambée, puis de faire des lotions légèrement antiseptiques et antiprurigineuses (acide phénique, sublimé, acide borique).

II. DERMATITES POLYMORPHES PRURIGINEUSES AIGUËS

Symptômes. — Ce groupe, encore complexe et mal défini, comprend des faits dont les symptômes objectifs sont analogues à ceux de la dermatite polymorphe chronique à poussées successives. On observe, comme dans cette dernière, une éruption primitive composée de lésions érythémateuses, vésiculeuses et bulleuses et des éléments secondaires : croûtes, squames, excoriations. Les phénomènes douloureux, cuisson, brûlure, prurit, existent aussi ; enfin, l'état général se maintient satisfaisant pendant toute la durée de l'affection.

Nous n'insisterons donc pas et nous donnerons seulement les caractères spéciaux du groupe qui nous occupe ici.

Il faut noter d'abord une intensité des lésions beaucoup moindre que dans la dermatite herpétiforme proprement dite, puis il y a souvent prédominance des lésions à la face dorsale des mains et des poignets, enfin, le début s'accompagne fréquemment de céphalalgie, de malaise et d'une légère élévation de température.

La marche est tout à fait spéciale. L'éruption procède par poussées dont l'ensemble ne dépasse pas, dans sa durée, trente à trente-cinq jours, chacune de ces poussées, prise à part, n'ayant guère que quatre à dix jours d'évolution.

La maladie s'observe surtout dans le jeune âge et présente deux maxima annuels de fréquence : l'un, en avril-mai-juin, l'autre en septembre-octobre. En dehors de ces deux particularités, l'étude étiologique n'est pas plus avancée que pour le groupe précédent.

NATURE. — La similitude, la quasi-identité même des principaux symptômes, permet de ranger cette affection tout à côté de la dermatite polymorphe douloureuse à poussées successives, mais dans un groupe distinct en raison de sa marche particulière.

Il faut cependant convenir que ce groupe n'est pas encore établi d'une façon absolument définitive. En effet, la dermatite polymorphe prurigineuse aiguë correspond, au point de vue objectif, aux érythèmes polymorphes vésiculo-bulleux et ce sont les seuls phénomènes douloureux qui autorisent à la faire rentrer dans le syndrome dermatite herpétiforme.

Ces phénomènes douloureux sont d'une importance majeure, il est vrai, mais cette importance n'est peut-être pas absolue. Nécessité est donc, avant d'arriver définitivement à la classification de ces faits, d'accumuler de nouvelles recherches sur ce sujet.

Traitement. — Le traitement ne diffère pas de celui que nous avons indiqué pour la dermatite herpétiforme.

III. HERPÈS GESTATIONIS

Cette affection est connue depuis longtemps puisque, dans la première moitié de ce siècle, on en retrouve quelques descriptions ; elle était alors rangée parmi les pemphigus. En 1872, Milton l'isola et lui donna le nom d'herpès gestationis ; enfin, Duhring, en 1884, la réunit à la dermatite herpétiforme.

SYMPTÔMES. — L'herpès gestationis est constitué par une éruption rapidement généralisée, disposée symétriquement et dont le caractère capital est d'être polymorphe : érythème, vésicules, bulles, pustules. En même temps que les éléments cutanés, et souvent avant leur apparition se montrent des symptômes douloureux, parmi lesquels les sensations de prurit au niveau des téguments dominent. Enfin, l'état général demeure satisfaisant durant toute l'évolution.

Nous retrouvons donc ici le même ensemble symptomatique que dans la dermatite polymorphe prurigineuse à poussées successives. Mais ce qui caractérise l'herpès gestationis et ce qui permet d'en faire un groupe séparé, ce sont ses liens étroits avec la puerpuéralité.

L'affection apparaît, en effet, dans les quatre ou cinq jours qui suivent la parturition ou encore dans les six derniers mois de la grossesse, mais il faut noter alors une recrudescence évidente après la délivrance.

Elle présente une longue durée et évolue par poussées successives ; quelquefois, après plusieurs attaques, pendant la gestation, il est possible de la voir persister pendant l'état de la vacuité de l'utérus.

Nature. — Bulkley, Liveng, W. Cottle, Brocq
considèrent l'herpès gestationis comme une névrose dépendant de l'irritation utérine. Il faut-
drait, sous ce rapport, le rapprocher des éruptions
liées à la menstruation. Pour d'autres auteurs,
les accidents de l'herpès gestationis relèveraient
d'une auto-intoxication. Cette hypothèse, sou-
tenue dernièrement par Bar et Perrin ([1]),
s'appuie sur la diminution de la toxicité urinaire et de la quantité de l'urée pendant la période éruptive, sur le relèvement de la quantité
d'urine et du taux de l'urée au moment de la guérison et sur ce fait anatomique que l'herpès gestationis, comme la dermatite de Duhring d'ailleurs, se caractérise par la présence au niveau des
lésions d'un nombre considérable de cellules éosi-
nophiles. Ces cellules indiqueraient la fixation
par les globules blancs d'une substance toxique
existant dans le sang et provenant de l'élimination insuffisante par les reins (Leredde et Perrin).

Quoi qu'il en soit, les symptômes et l'évolution de l'herpès gestationis permettent d'en
faire un groupe qui, dans la classification dermatologique, est voisin de la dermatite herpéti-

---

([1]) *Thèse de Paris*, 1895.

forme dont il se sépare cependant, en raison de ses rapports avec l'état de puerpuéralité.

PRONOSTIC. — La maladie se termine, en général, heureusement après la grossesse, mais elle peut récidiver à chaque gestation et quelquefois persister pendant leur intervalle. Le pronostic doit donc être réservé pour la mère; pour l'enfant, il est moins rassurant, car l'accouchement prématuré n'est pas rare et, dans bon nombre de cas les enfants chétifs ont succombé rapidement.

TRAITEMENT. — Il ne diffère pas sensiblement de celui que nous avons indiqué pour la dermatite herpétiforme, on s'abstiendra seulement de prescrire de l'ergotine aux malades qui sont encore enceintes.

IV

SCLÉRODERMIES

—

La sclérodermie décrite pour la première fois par Alibert, puis par Thirial, est une dermato-sclérose idiopathique comportant plusieurs variétés cliniques que l'on peut diviser comme il suit (E. Besnier) :

A. — Formes généralisées comprenant :

1° La sclérodermie progressive symétrique chronique d'emblée, maladie générale ;

2° La sclérémie d'E. Besnier.

B. — Formes localisées partielles.

Morphée, dermato-sclérose en bandes.

SYMPTÔMES. **A. Sclérodermies généralisées.** 1° *Sclérodermie progressive symétrique chronique.* — Il existe, dans ces cas, une période prodromique caractérisée par des troubles sensitifs et cutanés qui indiquent l'intervention du système nerveux. Les troubles sensitifs sont très variables, ceux que l'on observe le plus souvent sont des sensations de fourmillement, d'engourdissement, de prurit, des crampes, des douleurs vagues dans les muscles, des névralgies. En même temps se montrent des phénomènes cutanés d'ordre trophique : perversion des fonctions sudorales, exfoliations épidermiques, vésicules, bulles. Parfois, il se produit dans l'hypoderme un œdème dur, de sorte que la peau épaissie et tendue ne peut plus se mobiliser sur les parties profondes. Au bout d'un certain temps, apparaissent les symptômes typiques de l'affection. La peau subit une atrophie et une rétraction qui la font paraître amincie, luisante et comme collée aux tissus sous-jacents. Elle est dure et donne au toucher la sensation du marbre ou du bois. Enfin, elle acquiert un tel degré de roideur, que les mouvements, d'abord gênés, finissent par devenir presque impossibles.

Les parties cutanées atteintes sont grisâtres ou rosées, et parfois revêtent une coloration brune plus ou moins prononcée, qui peut être générale ou disposée en bandes, en points, en plaques simulant le vitiligo. Ce dernier peut, d'ailleurs, se montrer à la période d'état de la sclérodermie.

Il est fréquent de trouver sur la peau de petites télangiectasies ou des arborisations vasculaires plus ou moins abondantes et formant des placards rosés ou rouges.

Au niveau des lésions, la sensibilité au tact, à la douleur et à la chaleur persiste, les seuls phénomènes subjectifs que l'on observe sont des sensations de froid et de constriction pénible. Les fonctions sécrétoires de la peau peuvent persister dans leur intégrité, de même le système pileux est, dans la majorité des cas, respecté.

La sclérodermie débute, en général, par les membres supérieurs, puis elle s'étend lentement et progressivement, envahissant, d'une façon symétrique, de grandes étendues de la peau et même, fréquemment, sa totalité ; partout où la sclérose s'établit, il semble que les téguments soient revêtus d'une sorte de cuirasse rigide.

Dès le début, la face est prise et présente un amincissement et une immobilité caractéristiques. Les extrémités supérieures et particulièrement les doigts, point de départ habituel de la sclérose, sont amincis, effilés et sont toujours plus atteints que les autres régions ; parfois même, ils deviennent le siège de gangrènes et d'ulcérations mutilantes comme dans la lèpre. Enfin, la sclérodermie s'accompagne d'altéra-

tions viscérales, qui ne sont point des complications, mais bien des localisations extra-cuta-
nées de la maladie, ce qui permet de la considérer, non comme une affection exclusivement
cutanée, mais bien comme une maladie générale.

Les localisations viscérales, sur lesquelles nous
ne pouvons insister ici, portent sur le myocarde,
les reins, l'appareil digestif; les muscles de la
vie de relation peuvent aussi être atteints (Thibierge), et présenter des amyotrophies et des con-
tractures dont l'histoire est encore incomplète (1).

La marche est lente, elle se compte par mois
et par années, le plus souvent elle aboutit à la
mort, par suite de troubles viscéraux ou de
complications intercurrentes.

La guérison est possible mais d'une excessive
rareté.

Sclérodactylie. — La sclérodermie progressive
chronique peut, dans certains cas, se localiser
pendant toute la durée de son évolution aux
extrémités supérieures. Cette forme, étudiée par
Ball, Charcot, Dufour, Liouville et Hallopeau

---

(1) Lewin et Heller, Chauffard ont cité des cas
d'amyotrophies linguales au cours de la sclérodermie
(CHAUFFARD. — *Soc. méd. Hôp.*, 1895, p. 517).

sous le nom de *sclérodactylie*, est une des variétés les plus importantes de la sclérodermie.

Le début se fait aux doigts par des troubles sensitifs et des phénomènes analogues à ceux de l'asphyxie locale des extrémités [1], puis de petites ulcérations se produisent qui sont suivies de cicatrices blanches indélébiles. Au bout d'un certain temps, les doigts amincis, effilés sont recourbés dans la flexion forcée et subissent une atrophie progressive portant, surtout sur la phalange unguéale.

L'affection peut longtemps rester limitée aux doigts, mais quelquefois elle s'étend aux mains, aux avant-bras et peut se généraliser, révélant alors les caractères de la sclérodermie précédemment décrite.

2° *Sclérémie* (E. Besnier, A. Doyon) ou *sclérodermie œdémateuse* (Hardy). — Cette forme ressemble beaucoup à la sclérodermie progressive chronique d'emblée, mais elle en diffère par son début brusque caractérisé par des œdèmes épais, durs, blanchâtres, par sa marche

---

[1] Il est fort vraisemblable que l'asphyxie locale ou maladie de Raynaud, et la sclérodactylie, sont une seule et même chose.

rapide et sa terminaison favorable dans bon nombre de cas.

B. Sclérodermies localisées. 1° *Morphée, Sclérodermie en plaques.* — Décrite par Alibert sous le nom de sclérémie partielle, puis par Bazin sous celui de chéloïde blanche, et enfin sous la dénomination actuelle, par Erasmus Wilson, la morphée est une variété de sclérodermie en plaques isolées.

Le début de l'affection se fait par une petite plaque de couleur rouge ou mauve, passant souvent inaperçue, qui grandit peu à peu en se décolorant à sa partie centrale, tandis que sa partie périphérique demeure pigmentée.

Quand la plaque de morphée est définitivement constituée, elle apparaît sous l'aspect d'une zone plus ou moins étendue et irrégulière, dont la partie centrale est lisse, brillante, comme vernissée et de couleur blanche ou blanc jaunâtre, on peut aussi y observer quelques arborisations vasculaires; à ce niveau, la peau est dure et ne cède pas sous le doigt auquel elle donne la sensation d'un morceau de carton. Cette dureté s'arrête, d'ailleurs, brusquement aux bords de la plaque de morphée. La sensibilité est intacte et les malades n'éprouvent sur les lésions aucune sensation douleureuse.

A la limite de la plaque, on observe une bordure colorée qui a reçu le nom de *lilac-ring*. C'est une zone plus ou moins large, teintée en lilas mauve, et en dedans de laquelle se voit une autre zone moins foncée, de couleur ardoisée ou bistrée et qui se confond graduellement avec la partie centrale.

Les éléments de morphée sont uniques ou multiples et disposés de diverses façons, quelquefois symétriques, ils sont, dans d'autres cas unilatéraux ou revêtent un aspect zoniforme. Ils siègent en des régions très variables, mais surtout au front, aux joues, sur le cou, sur les reins et sur les bras.

La marche de la morphée est très lente, elle se compte par années, mais il est de règle de la voir guérir. La lilac-ring s'efface graduellement et la peau reprend sa souplesse, sans qu'il reste aucune trace de l'affection ; il n'est pas exceptionnel, cependant, de voir persister au niveau des lésions une légère teinte grisâtre et quelques télangiectasies superficielles.

A côté de la morphée, Vidal et Pautry ont décrit une sclérodermie en plaques, mais la création de cette variété n'a pas été justifiée jusqu'ici.

2° *Dermato-scléroses en bandes.* — Cette forme est caractérisée par des lésions tout à fait analogues à celles de la morphée, mais disposées en bandes le long du tronc ou des membres au lieu d'être en plaques.

ANATOMIE PATHOLOGIQUE. — Les lésions de la sclérodermie ont été minutieusement étudiées par Méry ([1]). Voici comment on peut, d'après lui, les résumer :

L'épiderme est peu altéré sur les parties sclérosées, on y trouve seulement une accumulation de pigment dans la couche profonde.

Le derme est très altéré, il semble se confondre avec la couche sous-jacente et présente une hyperplasie conjonctive remarquable. Pourvu que la maladie soit un peu avancée, on n'y voit plus que des faisceaux fibreux serrés les uns contre les autres, englobant tous les autres organes du derme en voie d'atrophie. Les poils et les glandes sébacées disparaissent rapidement, les glandes sudoripares résistent assez longtemps et persistent dans les parties profondes.

Le tissu cellulaire sous-cutané se confond insensiblement avec le derme, les vésicules graisseuses y ont presque totalement disparu et le tissu se montre rempli de travées fibreuses plus ou moins épaisses.

([1]) MÉRY. — *Thèse de Paris*, 1889.

Les vaisseaux sont très atteints ; dans la sclérodermie, au début, ils présentent, comme l'ont
indiqué Rasmussen et Hébra, une prolifération
remarquable de cellules embryonnaires qui infiltrent leurs différentes tuniques et se retrouvent
aussi à leur périphérie. Plus tard, ces éléments
embryonnaires subiront la transformation
fibreuse, tandis que la tunique interne conti-
nuera à proliférer.

Ces lésions, d'une importance majeure et qui
tiennent sous leur dépendance tout le processus sclérodermique, ne sont donc, en somme,
que de l'endo-périartérite banale. Quant aux
centres nerveux, leurs altérations sont inconnues, on a seulement constaté, dans certains
cas (Meyer), des lésions des filets nerveux se
rendant aux parties malades.

Nous avons vu comment la sclérodermie progressive chronique n'est pas exclusivement limitée aux téguments et comment elle peut
s'étendre aux viscères. Il n'est donc pas éton-
nant de retrouver, dans certains cas, le processus de sclérose dans les muscles, le cœur,
l'utérus, les poumons, les reins (¹).

(¹) Arnozan, L. Jacquet et de Saint-Germain ont vu
des lésions médullaires très nettes dans deux cas de
sclérodermie (*Bull. Soc. dermat.*, 1892, p. 205).

ÉTIOLOGIE. NATURE. — La sclérodermie est une affection de la jeunesse et de l'âge adulte qui se montre plus fréquemment chez la femme que chez l'homme. Dans les antécédents des malades, on note, dans bon nombre de cas, des états névropathiques variables, ou encore, le rhumatisme.

Au début des sclérodermies généralisées, il est fréquent de trouver diverses conditions étiologiques, telles que le froid, l'arrêt subit des règles, la grossesse, un choc moral violent. Enfin, dans certains cas, les traumatismes des nerfs, les scléroses médullaires, l'ataxie sont suivies de dermato-scléroses localisées.

Au point de vue pathogénique, deux facteurs importants interviennent dans la production des sclérodermies.

a) L'*élément nerveux*, dont le rôle est rendu manifeste par les localisations fréquentes des plaques sclérosées sur le trajet d'un nerf, par le début souvent observé de la sclérodermie à la suite de troubles fonctionnels du système nerveux et par l'état névropathique avéré de bon nombre de malades.

b) L'*élément vasculaire*, le processus endopériartériel qui tient sous sa dépendance la sclérose cutanée, ainsi que l'anatomie patholo gique le démontre.

Mais les lésions névro-trophiques commandent-elles les lésions vasculaires ou, au contraire, ces dernières sont-elles préalables ? Il est impossible, actuellement, de répondre d'une façon précise à cette question. D'ailleurs, est-il bien nécessaire d'insister et n'est-il pas plus juste de considérer la sclérodermie comme une affection non univoque et relevant de causes multiples.

La sclérose cutanée est due au processus endo-périartériel qui peut lui-même dépendre de conditions diverses : tantôt, c'est un trouble nerveux fonctionnel ou matériel (choc moral, traumatismes des nerfs, affections classées du système nerveux) qui détermine des altérations trophiques dans les vaisseaux ; tantôt, c'est un agent infectieux, une toxémie, l'action du froid agissant primitivement sur le système vasculaire (sclérodermies diffuses généralisées avec lésions viscérales).

DIAGNOSTIC. — Le diagnostic de la sclérodermie à la période d'état est simple, mais, au début, il présente parfois quelque difficulté. Voici les principales affections qui pourraient occasionner une erreur :

L'asphyxie symétrique des extrémités de Raynaud, ressemble beaucoup aux premières phases de la sclérodactylie, mais elle est bien plus localisée que cette dernière et ne produit point de déformations aussi accentuées des doigts.

Le rhumatisme noueux ne présente ni les altérations, ni la pigmentation, ni l'état induré de la peau que l'on observe dans les scléroses digitales.

Certaines plaques de lèpre ressemblent parfois tellement à la morphée, que plusieurs auteurs n'ont pas hésité à nier l'existence de cette dernière, dont ils ne font qu'une manifestation du bacille lépreux. Dans la lèpre, cependant, outre l'existence des tubercules et des ulcérations, les plaques d'apparence sclérodermique sont toujours plus pigmentées et anesthésiques, enfin, l'examen bactériologique y révèle la présence de l'agent bacillaire spécifique.

La syringomyélie, le panaris analgésique de Morvan, déterminent aussi des déformations, mais dont l'évolution et l'aspect diffèrent des dactylites de la sclérodermie.

Enfin, nous rappellerons que, dans certains cas où la pigmentation était très accentuée, on a pu hésiter entre la sclérodermie généralisée et la maladie bronzée d'Addison. La différence entre ces deux affections est trop profonde pour que nous insistions sur ce diagnostic.

PRONOSTIC. — Le pronostic diffère suivant les formes cliniques que nous avons précédemment étudiées. La sclérodermie progressive chronique est grave, car elle guérit rarement, détermine des déformations très accentuées et une difficulté des mouvements qui immobilisent les malades ; enfin, dans ce cas, la terminaison fatale survient presque toujours au bout de plusieurs années, du fait des lésions viscérales ou d'une complication intercurrente.

La sclérémie est moins grave, car elle évolue plus rapidement et ne compromet pas l'existence.

Les sclérodactylies sont d'une bénignité très relative, car si la santé générale y demeure satisfaisante, elles sont presque toujours suivies d'infirmités définitives et d'impossibilité de travail.

Quand aux morphées, elles constituent une variété bénigne, dont la guérison est, pour ainsi dire, la règle.

TRAITEMENT. — Le traitement général consiste dans l'emploi des toniques, des antinervins, de l'iodure de potassium, suivant les conditions particulières des malades.

Localement, les moyens d'action les plus recommandables sont le massage et l'électricité sous forme de courants continus ou de bains électriques.

Dans les sclérodermies en plaques, l'emplâtre de Vigo, la compression et l'électrolyse semblent donner de bons résultats. Il y a aussi avantage, dans ces cas, à faire sur la colonne vertébrale, au point d'émergence des nerfs se distribuant à la région sclérosée, une révulsion répétée par les pointes de feu et les douches sulfureuses.

Il faut reconnaître que tous ces procédés sont peu efficaces et que la thérapeutique des sclérodermies est encore très peu avancée.

V

ATROPHIES CUTANÉES

—

Les atrophies cutanées sont généralisées ou localisées, chacune de ces variétés comprenant des atrophies idiopathiques et symptomatiques.

Symptômes : *Variétés idiopathiques*. — Le type de ces atrophies est l'atrophie sénile dans laquelle la peau s'amincit et devient sèche, pigmentée et se recouvre de verrues séborrhéiques.

Variétés symptomatiques. — A la suite des grandes dermatoses, comme le pityriasis rubra, l'herpétide maligne exfoliatrice, les sclérodermies généralisées, on peut observer une atrophie généralisée des téguments.

Atrophies localisées.— *Variétés idiopathiques*. — Les atrophies localisées idiopathiques comprennent plusieurs variétés :

1° Le *xeroderma pigmentosum* de Kaposi connu encore sous le nom d'*atrophoderma pigmentosum*.

C'est une affection rare, congénitale ou qui débute dans les premières années qui suivent la naissance. L'hérédité semble jouer un certain rôle dans son apparition, il faut aussi y ajouter l'action des irritants cutanés, comme le soleil ou l'air marin. C'est donc surtout pendant la saison chaude et chez les habitants de la campagne que la maladie se montre.

A son début, le xeroderma pigmentosum consiste en plaques rouges, se développant sur les parties découvertes et laissant après elles des macules pigmentées de couleur jaune qui s'étendent de plus en plus et finissent par gagner le tronc. Dans une phase plus avancée, la peau est devenue sèche, rugueuse, elle desquame en fines lamelles furfuracées et présente des lésions ulcéreuses, des bulles qui se rompent et donnent lieu à la formation de croûtes, puis de cicatrices blanchâtres.

Enfin, à la période ultime, on voit sur les cicatrices précédentes ou sur les macules, se former de petites saillies verruqueuses cornées qui tombent ou qui prennent l'aspect d'un cancroïde ulcéré et fongueux. Dans certains cas, au lieu de saillies verruqueuses, il se forme des ulcérations profondes, dont la suppuration épuise les malades.

La nature véritable du xeroderma pigmentosum est encore inconnue.

Sa marche est lente mais aboutit presque fatalement à la mort. Quant au traitement, il est peu efficace : L'arsenic, l'huile de foie de morue, l'iodure de potassium, le chlorate de potasse ont été essayés successivement à l'intérieur sans résultats satisfaisants.

Localement, on fera des pansements antiseptiques sur les parties ulcérées, et si les verrucosités sont peu nombreuses, on les enlèvera à la curette ou au bistouri.

Brocq préconise, dans une période peu avancée de l'affection, les lotions au sublimé et les applications d'emplâtre rouge de Vidal ou mieux d'emplâtre de Vigo.

2° Les *atrophies partielles idiopathiques proprement dites, disposées en plaques.* — Ce groupe est encore extrêmement complexe et mal connu, il comprend : une atrophie partielle idiopathique, les macules atrophiques et les vergetures vraies que beaucoup d'auteurs y font rentrer malgré leur pathogénie, exclusivement traumatique.

Nous ne nous occuperons ici que des macules ou stries atrophiques. Ce sont des taches ou des traînées de plusieurs centimètres de longueur, d'un blanc mat, au niveau desquelles la peau est déprimée et amincie.

D'après Balzer et Reblaud ([1]), ces macules atrophiques succèdent souvent aux érythèmes syphilitiques ou non et sont dues à un processus d'atrophie pure.

L'afflux congestif déterminerait, dans ces cas, la dissociation des fibres conjonctives du derme et la distension puis la rupture des fibres élastiques , en même temps, il y aurait aussi des altérations nutritives des tissus sous la dépendance de l'innervation vaso-motrice.

3° Les *atrophies cutanées partielles symptomatiques* sont extrêmement nombreuses, nous mentionnerons seulement ici celles qui suivent les altérations des centres nerveux (morphées) et les atrophies purement cicatricielles comme celles qui sont consécutives au lupus, aux syphilides, ulcéreuses, au favus, etc.

Traitement. — Il est nul pour les atrophies idiopathiques, pour celles qui sont symptomatiques, il se confond avec celui de l'affection dont elles ne sont que la conséquence.

([1]) Balzer et Reblaud. — *Ann. de Derm. et de Syph.*, 1885, p. 617.

VI

GANGRÈNES CUTANÉES

—

Les gangrènes cutanées sont de nature variable, elles peuvent être dues :

1° A l'action d'agents extérieurs (brûlures, congélations, compressions, etc.);

2° A une lésion vasculaire (embolie, thrombose, athérome);

3° A une altération nerveuse (décubitus aigu, maladie de Raynaud ou asphyxie locale des extrémités, gangrènes spontanées chez les nerveux);

4° A des agents infectieux (gangrènes septiques);

5° A des intoxications par certaines substances (ergot de seigle);

6° A des maladies générales (diabète, albuminurie).

Ces diverses variétés de gangrène sont étudiées dans les traités de pathologie commune et nerveuse. Nous ne nous occuperons ici que des gangrènes multiples disséminées des enfants, et de l'asphyxie locale des extrémités.

I. GANGRÈNES MULTIPLES DISSÉMINÉES DES ENFANTS'

(VARICELLE GANGRÉNEUSE, PEMPHIGUS GANGRENOSUS, ECTHYMA INFANTILE GANGRÉNEUX).

SYMPTÔMES. — Les gangrènes disséminées de la peau se montrent chez les enfants dans des conditions variables. Tantôt elles suivent immédiatement la varicelle, la vaccine, la rougeole, le purpura, de telle sorte qu'il existe une lésion antérieure de la peau sur laquelle la gangrène vient, pour ainsi dire, se greffer. Tantôt elles apparaissent spontanément sans cause appréciable.

Dans ce dernier cas, le début a le plus souvent lieu par de petites taches érythémateuses, surmontées de soulèvements vésiculo-bulleux. Très rapidement, ces bulles se rompent et laissent une surface sphacélée qui s'élimine en découvrant une ulcération creusée à pic, arrondie ou irrégulière.

Ces lésions se rencontrent en diverses régions et sont isolées ou confluentes. L'état général est presque toujours sérieux (fièvre, diarrhée, etc.), mais la guérison survient cependant dans la plupart des cas.

Étiologie, Pathogénie. — Les gangrènes multiples disséminées des enfants, qu'elles soient secondaires ou en apparence spontanées, surviennent principalement chez les débilités ; elles sont contagieuses et épidémiques (Grancher, Martin de Gimard, Demme, Bard et Charmeil).

Cette notion de contagiosité rend extrêmement probable l'intervention microbienne dans la pathogénie de cette affection. Les recherches microbiologiques ont démontré, dans ces cas, la présence de bactéries diverses (cocci, bâtonnets), mais dont le rôle et la nature ne sont pas encore absolument certains (Eichhoff, Demme, Gierke, Ehlers) ([1]).

Traitement. — Il est nécessaire de soutenir l'état général par les toniques. Localement, on emploiera les lotions antiseptiques (sublimé), puis les pansements humides au sublimé ou les poudres d'iodoforme, de salol, de naphtol.

---

[1] Gallois. — *Bulletin médical*, 1889, p. 1111 et 1123.

II. GANGRÈNE SYMÉTRIQUE
DES EXTRÉMITÉS

SYMPTÔMES. — Cette affection a été décrite pour la première fois par Raynaud. Elle atteint les doigts et les orteils et se montre presque toujours symétriquement.

Le début a lieu par des troubles de la circulation capillaire ; on voit, au niveau d'un ou de plusieurs doigts, se produire la syncope locale. Les parties atteintes deviennent froides, blanches, insensibles. A cette première période, fait suite une phase d'asphyxie ; la peau est bleuâtre, violacée, marbrée et toujours insensible, quoique le malade éprouve de vives douleurs.

Ces deux périodes de syncope et d'asphyxie préludent, la plupart du temps, à la gangrène qui peut, cependant, se montrer d'emblée. Sur les parties marbrées et insensibles, apparaissent des phlyctènes dont la rupture laisse après elle des ulcérations persistantes et gangréneuses, d'autres fois, de petites eschares noirâtres se produisent sans autre lésion préalable et sont suivies, après leur chute, de cicatrices indélébiles. Au bout d'un certain temps, les extrémités recouvertes de ces cicatrices s'amincissent et se déforment complètement.

La marche est chronique et souvent se fait par poussées.

Diagnostic. — Le diagnostic est simple, on ne pourrait guère confondre cette variété de gangrène qu'avec les troubles trophiques de la lèpre, avec le panaris analgésique de Morvan et la sclérodactylie. Mais, dans ces différents cas, il existe d'autres symptômes et la marche est différente.

Étiologie, Nature. — D'après Raynaud, la gangrène symétrique des extrémités frapperait plus souvent les femmes que les hommes et surtout les sujets jeunes atteints de névropathie. Il pense que l'affection est sous la dépendance d'un spasme vasculaire d'origine nerveuse, spasme qui ne se produirait d'ailleurs que chez les personnes névropathes et prédisposées.

Traitement — A l'intérieur, Brocq conseille l'emploi de la belladone et de la quinine ; chez les nerveux, on usera des valérianates et des bromures.

Localement, on se bornera à faire des applications calmantes (laudanum, chloroforme, chloral), et des pansements destinés à prévenir l'infection au moment de la chute des eschares.

Raynaud a, dans certains cas, employé avec succès les courants continus sur les parties malades et sur la colonne vertébrale.

AÏNHUM

Cette affection, extrêmement rare, doit se placer à côté de la sclérodermie et des gangrènes cutanées.

Symptômes. — Elle se montre chez l'adulte, presque exclusivement dans la race noire et dans certains pays seulement : Inde, Chine, Brésil, Égypte, etc. En Europe, on n'en connaît pas de cas autochtones, ceux qui ont pu y être observés résultant de l'importation.

L'aïnhum siège aux orteils, d'un seul côté ou symétriquement, et atteint surtout le petit orteil. On voit se produire au niveau de l'union du métatarsien avec la phalange un sillon plus prononcé à la partie plantaire qu'à la région dorsale et qui se creuse de plus en plus jusqu'à déterminer la chute de l'orteil. Après cette chute, la cicatrisation se produit rapidement.

Les symptômes et la marche de l'affection semblent bien indiquer qu'elle doit rentrer parmi les troubles trophiques consécutifs à des altérations nerveuses.

Il ne faut pas confondre l'aïnhum avec les amputations congénitales qui se montrent à une autre période de l'existence et qui ne sont point limitées à certaines races et à certains pays.

VII

VITILIGO

—

Le terme vitiligo a servi pendant longtemps pour désigner l'achromie cutanée. Les recherches modernes ont démontré que cette affection n'est point une achromie mais bien une dyschromie complexe dans laquelle le pigment cutané se montre avec excès en certains points, tandis qu'il fait défaut en d'autres places, chez le même individu. C'est une véritable ataxie pigmentaire.

Symptômes. — Le vitiligo est caractérisé par des taches arrondies ou irrégulières, blanches, achromiques et entourées d'une zone hyperpigmentée.

Ces plaques sont lisses, souples, la sensibilité y est conservée et à leur niveau les poils blanchissent.

Leur siège est extrêmement variable, souvent cependant elles se disposent d'une façon symétrique sur les membres.

Le vitiligo se développe lentement et tend à envahir de vastes surfaces, parfois même, il se généralise.

ANATOMIE PATHOLOGIQUE. — La lésion essentielle du vitiligo consiste en une distribution anormale et irrégulière du pigment cutané.

Leloir, Chabrier, Pitres et Vaillard, Déjerine, Schwimmer, ont constaté des altérations de névrite parenchymateuse sur les filets nerveux au niveau des plaques vitiligineuses.

ÉTIOLOGIE, NATURE. — Le vitiligo paraît se développer surtout dans la jeunesse et l'âge adulte et plus souvent chez l'homme que chez la femme. Mais ces particularités étiologiques sont encore très incertaines.

Il prend souvent naissance à la suite d'un choc moral, d'une émotion, de l'aliénation, du tabes, du goître exophthalmique, des névrites traumatiques.

Ces faits, assez fréquents, joints à la constatation de la névrite au niveau des plaques de vitiligo, tendent à le faire ranger dans la classe des dermatoses d'origine nerveuse ; il faut reconnaître toutefois que cette opinion n'est pas encore établie d'une façon définitive.

DIAGNOSTIC. — Le diagnostic du vitiligo avec la lèpre, surtout dans les pays où cette maladie sévit particulièrement, se pose parfois, mais dans cette dernière affection la consistance des lésions, les tubercules cutanés, les troubles de sensibilité, sont suffisants pour empêcher l'erreur.

Les plaques de sclérodermie et de morphée, avec leur anneau périphérique coloré, pourraient aussi en imposer pour des plaques vitiligineuses mais, à leur niveau, la peau est dure, résistante et comme collée aux tissus sous-jacents, ce que l'on n'observe jamais dans le cas de vitiligo où les téguments conservent toute leur souplesse.

Le pityriasis versicolore, quand il est très étendu, simule quelquefois le vitiligo ; dans ce cas, l'erreur sera facilement évitée par la recherche de la desquamation au coup d'ongle qui est pathognomonique du pityriasis versicolore.

Enfin, nous rappellerons qu'il faut aussi différencier le vitiligo des mélanodermies cachectiques, phthiriasiques, de la maladie d'Addison, et de la syphilide pigmentaire.

Traitement. — Les antinervins, et les révulsifs sur la colonne vertébrale, s'il existe une affection nerveuse, forment la base du traitement général dans le cas de vitiligo.

Localement, les seuls procédés recommandables sont les applications d'emplâtre de Vigo, les vésicatoires, les frictions excitantes au sublimé $\left(\frac{1}{300}\right)$, à la teinture d'iode, à l'huile de croton. Il faut reconnaître que toutes ces méthodes thérapeutiques sont peu efficaces ; la majorité des auteurs tend même aujourd'hui à considérer le vitiligo comme une affection incurable.

ACHROMIE

L'achromie est la disparition ou la diminution du pigment cutané.

L'achromie est quelquefois congénitale et peut être alors partielle ou généralisée, dans ce dernier cas, c'est l'albinisme.

L'achromie acquise est le plus souvent symptomatique, elle s'observe dans la lèpre, la syphilis, la sclérodermie, quelquefois dans le vitiligo.

Son intérêt pratique est nul.

HYPERCHROMIES

L'hyperchromie est l'exagération de la pigmentation normale cutanée.

Il faut distinguer des hyperchromies congénitales qui ne sont autre chose que des nævi pigmentaires et des hyperchromies acquises; nous nous occuperons seulement de ces dernières.

HYPERCHROMIES ACQUISES

Elles comprennent le lentigo, le chloasma et les mélanodermies.

1° **Lentigo.** — Le lentigo est caractérisé par de petites taches arrondies ou ovalaires, quelquefois irrégulières et de la grandeur d'une tête d'épingle ou d'une lentille. Ces taches sont d'une couleur plus ou moins foncée, qui varie du jaune clair au brun, elles sont plus ou moins nombreuses et se rencontrent surtout au visage, sur les ailes du nez, les paupières, les tempes et aussi sur le cou, les avant-bras, les mains.

Les sujets lymphatiques et de couleur rousse y sont manifestement prédisposés. L'action du soleil semble aussi avoir une influence sur leur développement, car elles sont ordinairement plus apparentes en été qu'en hiver.

D'après Thibierge, il faudrait distinguer les taches de lentigo, ou éphélides lentigineuses,

de taches analogues, qu'il appelle éphélides
solaires, qui sont transitoires et se développent
sous l'influence du soleil sur toutes les régions
exposées à l'action des agents extérieurs.

2° **Chloasma.** — Le chloasma est constitué par
des taches pigmentaires, jaune clair ou brun
plus ou moins foncé et qui diffèrent des éphélides en ce qu'elles sont beaucoup plus étendues et aussi, en ce qu'elles présentent des contours irréguliers et géographiques.

Le chloasma affecte surtout le visage, au niveau du front, des tempes, des pommettes. Il se
développe, le plus souvent, chez les femmes
enceintes (masque de la grossesse), ou encore
au cours de certaines affections comme les ané-
mies graves.

3° **Mélanodermies.** — La mélanodermie est
une pigmentation des téguments d'intensité
variable et qui n'est plus limitée comme le lentigo ou le chloasma, elle est plus ou moins
étendue, parfois même généralisée.

La mélanodermie n'est pas une entité morbide, ce n'est qu'un symptôme qui se rencontre
à la suite d'affections et d'états très variables.

On l'observe au cours de maladies générales :
maladie bronzée d'Addison, malaria, cirrhose
des diabétiques, syphilis (syphilide pigmentaire).

Dans d'autres cas, elle se rattache à des der—
matoses bien définies, dermatite exfoliatrice,
pityriasis rubra, lèpre, prurigo, eczéma chronique, lichens.

La phthiriase invétérée, comme celle qui se
trouve chez les individus malheureux et errants,
peut aussi donner lieu à la mélanodermie
généralisée (maladie des vagabonds). E. Besnier (¹), Chauffard, Thibierge, etc., ont même
signalé, dans ces cas, la possibilité de l'envahis-
sement des muqueuses par la pigmentation.

Enfin, il existe des mélanodermies, dites
artificielles, qui sont consécutives à des traumatismes locaux ou à l'ingestion de certaines
substances.

Parmi les traumatismes qui causent le plus
souvent des pigmentations, nous signalerons la
pression prolongée du corset, celle des jarre-
tières, l'action des vésicatoires, de l'acide chrysophanique, etc.

Quant aux mélanodermies par ingestion de
certains médicaments, elles surviennent surtout
après l'usage interne prolongé des sels d'argent
ou de l'arsenic.

Chez les personnes qui ont absorbé pendant

(¹) *Ann. de Dermat.* 1885, p. 569.

longtemps du nitrate d'argent ou tout autre sel d'argent, la mélanodermie ou *argyrie* apparaît sur toute la surface cutanée, mais d'une façon beaucoup plus marquée sur les régions exposées à la lumière comme le visage, les mains, les avant-bras. Duguet a aussi signalé, dans ces cas, la pigmentation possible de la face interne des joues. Dans l'argyrie, la teinte de la peau est ardoisée et présente des reflets bleuâtres métalliques. Cette coloration, qui, une fois produite, est indélébile, serait due à un dépôt d'argent dans les tissus.

Dans les cas d'administration prolongée de l'arsenic, la mélanodermie peut aussi se montrer sous forme d'une coloration des téguments jaune brunâtre plus ou moins étendue.

PATHOGÉNIE. — La pathogénie des dyschromies (achromie ou hyperchromie) est encore obscure, on sait seulement que les pigments cutanés dérivent de deux sources, de l'hémoglobine des globules rouges et d'une fonction chromogène propre des cellules basales de la peau, fonction très mal connue d'ailleurs.

On peut donc admettre que les dyschromatoses sont de natures variables ; les unes seraient dues à des troubles hématiques dépendant soit d'une perturbation vasculaire vaso-motrice ou

autre, soit d'une altération sanguine (maladie
d'Addison, sclérodermie, pigmentations consécutives à des inflammations cutanées).

Les autres relèveraient d'une action nerveuse
directe sur les cellules chromogènes (vitiligo,
lèpre).

Cette façon d'envisager la production des
dyschromies montre combien le système nerveux, par son rôle vaso-moteur ou trophique,
y joue un rôle important ([1]).

Cette influence nerveuse est, du reste, rendue
extrêmement probable par bon nombre de faits
cliniques : étiologie du vitiligo, altérations
fonctionnelles ou organiques du système nerveux au cours de perturbations pigmentaires,
dyschromies sur le trajet de branches nerveuses ([2]).

TRAITEMENT. — Le chloasma et le lentigo sont
les seules dischromies dans lesquelles le traitement soit de quelque utilité. Il ne faut pas
toutefois en attendre des résultats très satisfaisants.

On prescrira aux malades des lotions au
sublimé $\left(\frac{1}{500}\right)$, puis des applications pendant la

---

([1]) KAPOSI. — *Congrès de Berlin*, 1890.
([2]) GIRODE. — *Ann. de Dermat.*, 1850, p. 790.

nuit d'emplâtre de vigo ou encore d'emplâtre rouge.

Parmi les autres préparations mercurielles employées nous citerons : les pommades au calomel $\left(\frac{2}{30}\right)$, l'onguent de zinc additionné de sublimé $\left(\frac{1}{200}\right)$, les collodions au sublimé $\left(\frac{1}{30}\right)$.

L'eau oxygénée, l'acide chrysophanique, l'acide lactique ont été aussi préconisés en semblable circonstance.

Ces divers traitements sont tous irritants, aussi est-il bon de cesser leur usage de temps en temps et de les remplacer pendant quelques jours par des topiques émollients comme l'onguent de zinc, ou la pommade au bismuth.

FORMULAIRE

Acnés

Traitement interne

Chez les *dyspeptiques* :

Naphtol β . . . . . } ââ   25 centigr.
Salicylate de bismuth . }
  Pour un cachet ; 4 à 6 par jour.

Contre la constipation :

Magnésie calcinée. . .)
Fleur de soufre lavé . } ââ   10 gram.
Sucre de lait . . . .)
  Une cuillerée à café.

ou encore :

Podophyllin . . . .   3 centigr.
Extrait de belladone . . .   1   //
  Pour une pilule ; une tous les soirs.

ou encore :

Euonymine brune . . . .   2 centigr.
Extrait de jusquiame . . .   5   //
  Pour une pilule ; une à deux le soir.

Chez les *strumeux anémiques* :

Mixture ferro-arsénicale de Wilson :

Vin ferrugineux . . . . .   45 gram.
Sirop simple . . . . } ââ   8   //
Liqueur de Pearson. . }
Eau distillée   50   //
  De une à deux cuillerées à café au
  commencement des repas.

Chez les *arthritiques* :

Eaux de Vals ou de Vichy.

Contre l'*éruption* en elle-même :

    Ichthyol. . . . .   4-8 gram.
    Eau distillée   20   //
            (UNNA).

    Quinze à cinquante gouttes, chaque jour.

ou encore :

    Arséniate de soude . . .   0,10 centigr.
    Eau distillée. . . . . . .   250 gram.
        Une à quatre cuillerées à café par jour.

Contre les bouffées de chaleur, congestions à la face de l'acné rosée:

    Bromhydrate de quinine ⎫ ââ   5 centigr.
    Ergotine. . . . . . .   ⎭
    Extrait de belladone. . . .   1 milligr.
    Benzoate de lithine . . . .   5 centigr.
    Excipient et glycérine . . .   q. s.
    Pour une pilule ; de deux à quatre par jour.

TRAITEMENT EXTERNE

Lotions.

    Alcool à 95° . . . . . .   30 gram.
    Acide salicylique   1   //

Lotion au sublimé :

    Bichlorure d'hydrargyre . .   1 gram.
    Alcool à 50°.   100   //
    Eau de roses   150   //

Lotion soufrée :

    Soufre précipité . . . . . 25 gram.
    Alcool camphré 60   //
    Eau distillée . . . . . . 200 //
    Eau de roses . . . . . . 2i5   //
        Agiter avant de s'en servir.

Lotion à l'ichthyol :

    Ichthyol . . . . 5-5o gram.
    Alcool à 5o°. . . . . ⎫ ââ   5o   //
    Éther . . . . ⎭

Pommades.

Pommade soufrée :

    Soufre précipité et lavé . . 5-10 gram.
    Vaseline . . . . 100 //

ou encore :

    Soufre précipité et lavé . . 10 gram.
    Oxyde de zinc 15   //
    Acide salicylique 1   //
    Vaseline . . . . 100 //

Pommade au savon noir :

    Savon noir. . . . . . . une partie
    Soufre précipité et lavé . .   //
    Axonge . . . .   //

Pommade à l'ichthyol :

    Ichthyol . . . . 10-15 gram.
    Vaseline . . . . 100 //

Actinomycose

Iodure de potassium à l'intérieur ; de 4 à 8 par jour.

Ablation chirurgicale des tissus malades. Ouverture des collections liquides et lavages antiseptiques (liqueur de Van Swieten ou eau phéniquée à 5 %).

Anidrose

Solution pour injections hypodermiques de pilocarpine :

       Nitrate de pilocarpine. . .   20 centigr.
       Eau distillée . . . . . .   20 gram.

Un centimètre cube ou une seringue de Pravaz contient un centigramme de nitrate de pilocarpine.

Bouton d'Orient

Pansements antiseptiques au sublimé.

Emplâtre de Vigo ou poudre d'iodoforme.

Dermatite exfoliante généralisée

Traitement interne

Pilules d'ergotine et de quinine :

       Bromhydrate de quinine } āā   5 centigr.
       Ergotine. . . . . .)
       Excipient et glycérine. . .   q. s.
         Pour une pilule ; 4 à 8 par jour.

Traitement externe

       Liniment oléo-calcaire .   100 gram.
       Acide phénique   0,50-1   //

ou :

       Oxyde de zinc . . . . . .   1-10 gram.
       Vaseline   20   //

Contre le *prurit* : .

    Acide tartrique . . . . . .   1 gram.
    Glycérolé d'amidon   30   //

ou encore :

    Acide salicylique. . . . . .   1 gram.
    Vaseline   30   //

Dermatite herpétiforme

TRAITEMENT INTERNE

Solution d'arséniate de soude.

Pilules toniques :

    Extrait de quinquina gris .   10 centigr.
    Poudre de cannelle. . . .   q. s.
    Pour une pilule ; de deux à dix par jour.

ou bien :

    Extrait mou de quinquina .   1 gram.
    Vin de malaga   43   //
    Sucre   56   //
            20 à 50 grammes par jour.

Contre le *prurit :*

Pilules d'ergotine, de quinine et de belladone (voir Urticaire).

Pilules d'acide phénique ou préparations de valériane (voir Prurit).

TRAITEMENT EXTERNE

Poudres d'amidon, de talc, d'oxyde de zinc, ou bien :

Pommade de zinc mentholée (voir Urticaire).

Pommade au naphtol :

    Naphtol β . . . .   1-10 gram.
    Axonge fraîche   100   //

Solution pour enveloppements humides :

Salicylate de soude . . .	2 gram.
Bicarbonate de soude. . .	1 //
Eau	100 //

Dyshidrose

Pommade de zinc :

Oxyde de zinc	1-10 gram.
Vaseline	20 //

ou :

Poudre d'amidon.

Ecthyma

Solution antiseptique pour lavages et pansements :

Sublimé	1 gram.
Acide borique	3 //
Alcool	100 //
Eau	1000 //

Emplâtre pour panser les ulcérations :

Minium.	$2^{gr},5o$
Cinabre.	$1^{gr},5o$
Emplâtre diachylon . . .	26 gram.

(VIDAL).

Eczémas

TRAITEMENT INTERNE

Chez les *arthritiques* :

Benzoate de soude . . .	2-5 gram.
Bicarbonate de soude . .	12 //
Sirop de fumeterre. .	
Sirop de gentiane . . } àà	150 //
Sirop de saponaire . .	

De deux à quatre cuillerées à soupe par jour.

Chez les *goutteux* ou les *lithiasiques* :

Benzoate de lithine. . .	2-5 gram.
Bicarbonate de soude . .	12 //
Sirop de fumeterre. .	
Sirop de gentiane . . } ââ 150   //
Sirop de saponaire . .	

De deux à quatre cuillerées à soupe par jour.

Chez les *strumeux* et dans les *cas torpides* :

Solution de :

Arséniate de soude . . .	10 centigr.
Eau distillée de laurier-cerise	50 gram.
Eau distillée.	200 //

Une à quatre cuillerées à café par jour avant les repas.

ou encore :

Arséniate de soude. . .	2-5 centigr.
Benzoate de soude . . .	2-5 gram.
Bicarbonate de soude . .	10 //
Sirop de fumeterrre .	
Sirop d'écorces d'orange amère . . . . . } ââ 200 //	

De deux à quatre cuillerées à soupe par jour.

Chez les *lymphatiques anémiques* :

Vin ferrugineux.	45 gram.
Sirop simple . . . . } ââ 8 //	
Liqueur de Pearson. .	
Eau distillée	50 //

De une à deux cuillerées à café avant les repas.

Au début des *poussées congestives* :

> Bromhydrate de quinine.   .   5 centigr.
> Extrait de belladone . . .   1·2 milligram.
> Extrait de gentiane . . .   5 centigr.
> Excipient et glycérine . .   q. s.

Pour une pilule ; quatre à huit par jour.

TRAITEMENT EXTERNE

Cataplasmes de fécule ou d'amidon, compresses imbibées d'eau bouillie, de décoction de têtes de camomille, d'eau d'amidon (une cuillerée à soupe d'amidon et deux cuillerées à café d'acide borique pour
un litre d'eau).

ou bien :

> Axonge ; cold-cream ; liniment oléo-calcaire.

Quand l'état inflammatoire a disparu :

> Oxyde de zinc . . . . .   2 gram.
> Vaseline   20   //
> Acide salicylique. . . .   o,5o centigr.

ou bien :

> Oxyde de zinc . . . . }
> Amidon . . . . . . } ãà   24 gram.
> Lanoline. . . . . . .   3o   //
> Vaseline.   20   //
>
>   (E. BESNIER).

ou encore :

> Acide borique . . . . .   2 gram.
> Vaseline . . . .   3o   //
> Sous-nitrate de bismuth. .   3   //
> Vaseline . . . .   4o   //

Dans les *formes torpides* :

Huile de cade	5-3o gram.
Teinture de Panama. Extrait fluide de Panama . . .	q. s. p^r émulsionner
Glycérolé d'amidon . . .	3o gram.

Pommade au naphtol :

Naphtol β.	10-15 gram.
	p^r dissoudre
Éther sulfurique	q. s. p^r dissoudre.
Vaseline ou axonge . . .	100 gram.

Pommade à l'ichthyol :

Ichthyol	10-15 gram.
Vaseline	108 //

Pommade au calomel :

Calomel	0,5o centigr.
Oxyde de zinc	2 gram.
Vaseline	20 //

Contre les *démangeaisons* :

Acide tartrique.	1 gram.
Glycérolé d'amidon à la glycérine neutre.	20 //

Eczémas du cuir chevelu :

Pommade soufrée :

Soufre précipité et lavé . .	5-15 gram.	
Lanoline.	} ââ	5o //
Vaseline.		

Eczémas de la barbe :

Pommade soufrée, pommade à l'huile de cade
ou à l'ichthyol.

Eczémas des narines :

Acide salicylique. . . .	0,10 centigr.
Huile d'amandes douces .	100 gram.

Eczémas des lèvres :

Beurre de cacao	4 gram.
Huile d'amandes douces .	1 //
Acide tartrique.	25 centigr.

Dans les formes rebelles :

Tanin	1 gram.
Huile de bouleau	2 gouttes
Beurre de cacao	10 gram.
Huile de ricin	3 //
Essence de badiane . . .	5 gouttes

Eczémas des parties génitales et de l'anus :

Lotions anti-prurigineuses :

Acide phénique	1 gram.
Glycérine.	5 //
Eau.	100 //

ou encore :

Chlorate de potasse . . .	50 gram.
Laudanum	30 //
Eau.	1000 //

Pommade anti-prurigineuse :

Chlorhydrate de morphine.	1 gram.
Vaseline	100 //
Oléate de zinc	1 //
Vaseline	50 //

Pommade à l'oxyde de zinc et au menthol :

Oxyde de zinc . . . . ⎫		
Amidon . . . . . . ⎬ ââ	24 gram.	
Lanoline.	30	//
Vaseline.	20	//
Menthol	5o centigr.	

Suppositoires calmants :

Chlorhydrate de cocaïne . .   2 centigr.
Extrait thébaïque . . . .   5 //
Oxyde de zinc. . . . . ⎫ q. s. pour
Beurre de cacao. . . . ⎭ un suppositoire

Eczémas des ongles :

Solution alcoolique d'acide salicylique :
Acide salicylique. . . . . . 2 gram.
Alcool à 5o° . . . . 10 //

Eczéma séborrhéique

Pommade soufrée (voir Eczéma).

Pommade au calomel (voir Eczéma).

Pommade à l'ichthyol (voir Eczéma).

Pommade à la résorcine :

Résorcine. . . . . 25 centigr.
Oxyde de zinc . . . . . 2-5 gram.
Cérat sans eau . . . . . 20 //

Pommade à l'huile de cade et au précipité jaune :

Oxyde jaune de mercure . 5o centigr.
Huile de cade vraie . . . 1-3 gram.
Vaseline pure . . . . . 20 //

Pommade à l'acide pyrogallique :

Acide pyrogallique . . . 5-10 gram.
Vaseline . . . . 100 //

Engelures

Contre les *engelures non ulcérées* :

Lotions chaudes d'eau de feuilles de noyer ; frictions à l'alcool camphré ; poudrer ensuite avec :

Amidon	90 gram.
Sous-nitrate de bismuth .	10 //

ou encore :

Minium	2^{gr},5o
Cinabre	1, 5o
Emplâtre diachylon . . .	26 gram.
(VIDAL).	

ou bien :

Iodoforme ou salol . . .	1 gram.
Collodion élastique . . .	20 //

ou encore :

Oxyde de zinc	1-10 gram.
Vaseline	20 //

Contre les *démangeaisons nocturnes* :

Glycérine.	} ââ	5o gram.
Eau de roses		
Tanin		10 centigr.

ou bien :

Oxyde de zinc	1-5 gram.
Vaseline	20 //
Menthol	20 centigr.

Contre les *engelures ulcérées* :

Acide phénique	5o centig.-1 gr.
Liniment oléo-calcaire . .	100 gram.

ou :

Lycopode	} ââ	5o centigr.
Tanin .		
Axonge		15 gram.

ou :

Acide borique.	1 gram.
Chlorhydrate de morphine .	10 centigr.
Oxyde de zinc.	1 gram.
Vaseline.	15 //

Épithéliomas

Caustiques :

Caustique électif de Manec :

Acide arsénieux	2 parties
Sulfure de mercure	6 //
Éponge calcinée.	12 //

Délayer dans l'eau jusqu'à consistance de pâte molle. Appliquer un gâteau de cette pâte et laisser en place plusieurs jours jusqu'à ce que le caustique se soit détaché.

Pâte de Canquoin :

Chlorure de zinc.	32 gram.
Oxyde de zinc.	8 //
Farine de froment sèche . .	24 //
Eau distillée	4 //

Solution d'acide lactique :

| Acide lactique | 1 partie |
| Eau distillée . | 1-3   // |

Solution de bleu de méthylène (voir Maladie de Paget).

Éruptions artificielles

Topiques émollients : Cataplasmes, cold-cream, glycérolé d'amidon, axonge, vaseline.

Quand l'inflammation est calmée :

Oxyde de zinc.	1-5 gram.
Vaseline	20 //

Érythème induré des jeunes filles

Emplâtre à l'huile de foie de morue : .

Emplâtre simple	600 gram.
Cire jaune.	250 //
Huile de foie de morue . .	350 //

f. s. a. un sparadrap.

Érythème noueux

TRAITEMENT INTERNE

Iodure de potassium . . .	10 gram.
Eau distillée	250 //

Une à quatre cuillerées à bouche par jour.

TRAITEMENT EXTERNE

Contre le *prurit* :
(comme pour l'érythème polymorphe).

Contre les *douleurs* :
Liniment calmant :

Baume tranquille	20 gram.
Chloroforme	20 //
Laudanum	10 //

Érythème polymorphe

Pilules de quinine et d'ergotine :

Bromhydrate de quinine	} ââ	5 centigr.
Ergotine		
Extrait de belladone . . .		1 milligr.
Excipient et glycécine . .		q. s.

Pour une pilule ; deux à quatre par jour.

TRAITEMENT EXTERNE

Contre le *prurit* :

Lotion au sublimé :

Bichlorure d'hydrargyre. .	1 gram.
Eau distillée	5oo //

Pommade mentholée :

Menthol.		1 gram.
Oxyde de zinc		10 //
Vaseline . . . . . . }	ââ 25	//
Axonge. . . . . . .)		

Érythèmes scarlatiniformes desquamatifs

Localement : poudre d'amidon ou glycérolé d'amidon, ou encore axonge fraîche.

Érythrasma

Comme pour le pityriasis versicolore.

Quand l'affection a disparu, poudrer avec :

Talc de Venise	100 gram.
Soufre précipité.	1-10 //

(E. BESNIER).

Favus

Pommade parasiticide :

<table>
<tr><td>Huile de cade . . . . . .</td><td></td><td>5 gram.</td></tr>
<tr><td>Résorcine. . . . . . .
Acide salicylique . . .</td><td>ââ</td><td>5o centigr.</td></tr>
<tr><td>Soufre précipité . . . .</td><td></td><td>10 gram.</td></tr>
<tr><td>Lanoline . . . .
Vaseline . . . .
Axonge . . . .</td><td>ââ</td><td>3o   //</td></tr>
</table>

Pommade au turbith.

Solution pour frictions :

<table>
<tr><td>Acide borique . . . . . .</td><td>2 gram.</td></tr>
<tr><td>Acide acétique cristallisable</td><td>1   //</td></tr>
<tr><td>Alcool à 90° . . . .</td><td>100   //</td></tr>
<tr><td>Chloroforme . . . .</td><td>5   //</td></tr>
</table>

Folliculites et périfolliculites agminées

Comme pour le sycosis et les périfolliculites suppurées.

Furoncle

TRAITEMENT INTERNE

<table>
<tr><td>Hyposulfite de soude . . .</td><td>3o gram.</td></tr>
<tr><td>Eau distillée . . . . . .</td><td>3oo   //</td></tr>
</table>

Par cuillerées à café, trois fois par jour.

<table>
<tr><td>Arséniate de soude. . . .</td><td>10 centigr.</td></tr>
<tr><td>Eau de laurier-cerise . . .</td><td>5o   //</td></tr>
<tr><td>Eau distillée . . . .</td><td>200   //</td></tr>
</table>

Une à quatre cuillerées à café par jour.

ou encore :

> Naphtol β en cachets de.   .   0,20 centigr.
> 4-8 cachets par jour.

Traitement externe

Lotions et pansements humides à la liqueur de Van Swieten.

Badigeonnages à la teinture d'iode.

Quand le bourbillon est éliminé :

Emplâtre de Vigo ou emplâtre rouge de Vidal.

Gale

Pommade d'Helmerich modifiée par Hardy :

> Fleur de soufre. . . . .   2 parties
> Carbonate de potasse. . .   1   //
> Axonge.   12   //

Autres pommades parasiticides :

> Lanoline . . . .⎫ ââ 100 gram.
> Axonge. . . . . . .⎭
> Carbonate de potasse. . .   10   //
> Soufre précipité   40   //
> Menthol   1   //

ou pommade de Vezin :

> Fleur de soufre. . . .⎱
> Savon blanc . . . . .⎰ ââ 180 gram.
> Axonge. . . . . . .⎰
> Poudre d'ellébore blanc. .   8   //
> Nitrate de potasse. . . .   50 centigr.

Sur les peaux fines et dans le cas de vive irritation :

> Onguent Styrax . . . . .   2 parties
> Huile d'amandes douces .   2   //

Lotions parasiticides :

Sublimé	5-15 centigr.
Eau de Cologne . . .	100 gram.

ou :

Sublimé	1 gram.
Alcool.	100 //
Eau distillée	200-400 //

ou :

Acide salicylique . . .	2-3 gram.
Vinaigre de toilette . .	25 //
Alcool à 80°.	75 //

Gangrène symétrique des extrémités

TRAITEMENT INTERNE

Pilules d'ergotine et de belladone (voir Urticaire) ; ou préparations de valériane (voir Prurit).

TRAITEMENT EXTERNE

Liniment calmant :

Baume tranquille . . .	70 gram.
Chloroforme	20 //
Laudanum.	10 //

Herpès

Herpès génital :

Lotions :

Sulfate de cuivre. . . .	1 gram.
Eau	100 //

ou encore :

Phénosalyl	1 gram.
Eau	500 //

Poudre :

Salicylate de bismuth . .	1 gram.
Talc	10 //

Pommade :

Oxyde de zinc.	1-5 gram.
Vaseline.	20 //

Herpès gestationis

Comme pour la dermatite herpétiforme.

Hyperchromies (Chloasma et Lentigo)

Lotion au sublimé (voir Vitiligo).

Emplâtre de Vigo ou emplâtre rouge.

Pommade au calomel :

Calomel	1 gram.
Vaseline	3o //

ou bien pommade de zinc au sublimé :

Bichlorure d'hydrargyre .		5o centigr.
Oxyde de zinc. . . .	àâ	5o gram.
Vaseline.		

Contre l'inflammation consécutive aux lotions mercurielles :

Kaolin	àâ	5 gram.
Carbonate de bismuth .		
Vaseline.		20 //

Hyperidroses et Bromidroses

Dans les *hyperidroses généralisées* :

Granules de 1 milligramme de sulfate d'atropine ; 1-2 par jour.

ou encore :

Agaric blanc	15 centigr.
Extrait d'opium	3 //

Pour une pilule ; une ou deux le soir.

ou encore :

> Tanin. . . . .   12 centigr.
> Mucilage de gomme . .   q. s.
> Pour une pilule ; deux à dix par jour.

ou encore :

> Extrait aqueux d'ergot de
>   seigle . . . .   10 centigr.
> Extrait de ratanhia. . .   20   //
> Pour une pilule ; deux à dix par jour.

Contre les *hyperidroses palmaires* et *plan-
taires :*

Lotions au naphtol :

> Naphtol β . . . .   5 parties
> Glycérine   10   //
> Alcool   100   //
>   (KAPOSI).

Lotions au permanganate de potasse :

> Permanganate de potasse.   1 gram.
> Eau distillée   500   //

Solution pour badigeonnages :

> Tanin. . . . .   1-3 parties
> Alcool à 60°   250   //

ou encore :

> Glycérine . . . .   10 gram.
> Perchlorure de fer liquide   30   //
> Essence de bergamotte .   XX gouttes

Poudres.

Poudre au permanganate de potasse :

> Talc . . . .   40 gram.
> Sous-nitrate de bismuth .   43   //
> Permanganate de potasse.   13   //
> Salicylate de soude. . .   3   //

ou encore :

Acide salicylique . . .	3 parties
Amidon	10 //
Talc pulvérisé.	87 //

Ichthyose

TRAITEMENT INTERNE

Alternativement huile de foie de morue et arsenic :

Arséniate de soude . . .	10 centigr.
Eau distillée de laurier-	
cerise	5o gram.
Eau distillée	200 //

De une à quatre cuillerées à café par jour avant chaque repas.

TRAITEMENT EXTERNE

Onctions avec glycérolé d'amidon, glycérine, ou encore :

Axonge benzoïnée . . .	3o gram.
Glycérine	2 //
Vaseline	10 //
(DUHRING).	

Dans le cas d'*ichthyose rebelle* :

Lanoline	) ââ	5o gram.
Glycérine	)	
Soufre précipité . . .	5	//
Acide salicylique . . .	1·2	//

Pour frictions chaque soir.

Impétigo

Quand les croûtes sont tombées :

Vaseline	3o gram.
Acide borique	3 //

Dans les formes torpides :

Oxyde jaune de mercure.   5o centigr.
Vaseline.   25   //

Intertrigo

Lotions astringentes avec eau de feuilles de noyer ou :

Tanin. . . . .   1-4 gram.
Eau distillée   100   //

Après les lotions :

Oxyde de zinc . . .)
Sous-nitrate de bismuth } àà   10 gram.
   porphyrisé . . . .)
Talc . . . .   20-4o   //

ou encore :

Pommade de zinc :

Oxyde de zinc. . . . .   1-5 gram.
Vaseline.   20   //

Dans les *cas rebelles* :

Oxyde jaune de mercure .   5o centigr.
Huile de cade vraie. . .   1 gram.
Vaseline   20   //

ou encore :

Calomel . . . .   1 gram.
Vaseline . . . .   3o   //

Kératose pilaire

TRAITEMENT INTERNE

Comme pour l'ichthyose.

TRAITEMENT EXTERNE

Dans les *cas légers* :

Savonnages, puis onctions avec glycérolé d'amidon ou glycérine.

Dans les *cas intenses* :

Frictions au savon et à l'ichthyol :

Savon mou de potasse . .	5o gram.
Ichthyol	5 //

ou encore :

Ichthyol ou soufre . . .		1 gram.
Résorcine	àà	5o centigr.
Acide salicylique . .		
Savon mou de potasse. .		2 gram.
Lanoline		10 //

Dans la *kératose pilaire de la face* :

Acide salicylique . .	àà	1 gram.
Acide tartrique . . .		
Vaseline.		20 //

Lepothrix

Lotions à la liqueur de Van Swieten, puis :

Pommade à l'oxyde de zinc et à la résorcine :

Résorcine	1-2 gram.
Oxyde de zinc.	15 //
Vaseline.	45 //

Lèpre

TRAITEMENT INTERNE

Huile de chaulmoogra.

Commencer par dix gouttes par jour et aller progressivement jusqu'à deux cents gouttes par jour.

ou encore :

Baume de gurjum . . ⎱ ââ 4 gram. Gomme arabique. . . ⎰	
Sirop de cachou. . . .	12 //
Infusion de badiane. . .	60 //

4-12 grammes par jour, en deux fois, avant le repas.

ou encore :

Sulfo-ichthyolate d'ammo- niaque.	4-8 gram.
Eau distillée	20 //

15-20 gouttes matin et soir.

Traitement externe

Sur les *tubercules non ulcérés* :

Huile de chaulmoogra. .	2-4 parties
Vaseline.	5 //
Paraffine	1 //

ou :

Ichthyol	100 gram.
Axonge	70 //
Huile d'olive	30 //

ou :

Résorcine	10-20 gram.
Axonge	50-45 //
Huile d'olive	40-35 //

Lichen plan

Traitement interne

Solution d'arséniate de soude (voir Lichen simple).

Chez les *nerveux*, comme pour le prurit (voir p. 177).

Traitement externe

Lotions au sublimé :

Bichlorure d'hydrargyre .	1 gram.
Eau distillée	5oo //

Contre le *prurit* :

Glycérolé tartrique de Vidal (voir p. 166).

Pommade de zinc phéniquée :

Acide phénique		2 gram.
Oxyde de zinc. . . .	âā	5o //
Vaseline		

Pommade salicylée.

Emplâtre rouge de Vidal (voir Lichen simple).

Contre les *poussées aiguës* :

Oxyde de zinc.	5-15 gram.
Vaseline.	5o //

Lichen simple

Traitement interne

Chez les *lymphatiques* :

Huile de foie de morue.
Quatre à huit cuillerées à bouche par jour.

ou bien :

Arséniate de soude. . .	10 centigr.
Eau distillée	25o //

Une à quatre cuillerées à café par jour.

Chez les *arthritiques* :

Iodure de sodium . . .	8 gram.
Eau distillée	3o //

Deux à quatre cuillerées à café par jour.

Chez les *nerveux* :

Valérianate d'ammoniaque	1 gram.
Sirop de menthe. . . .	20 //
Eau de tilleul.	125 //

Deux à quatre cuillerées à bouche par jour.

TRAITEMENT EXTERNE

Contre le *prurit* :

Acide tartrique	1 gram.
Glycérolé d'amidon à la glycérine neutre . . .	20 //

(VIDAL).

Emplâtre rouge de Vidal :

Minium	$2^{gr},5o$
Cinabre	1, 5o
Emplâtre diachylon. . .	26 gram.

f. s. a. un sparadrap.

Emplâtre à l'oxyde de zinc :

Lanoline caoutchoutée . .	6o gram.
Oxyde de zinc	3o //
Glycérine.	10 //

Lupus érythémateux

TRAITEMENT INTERNE

Arséniate de soude. . .	10 centigr.
Eau distillée	25o gram.

Une à quatre cuillerées par jour.

Dans les *formes congestives* :

Ergotine.	} àà	5 centigr.
Chlorhydrate de quinine		
Extrait de belladone . .		1 milligr.
Extrait de gentiane. . .		5 centigr.
Excipient et glycérine. .		q. s.

Pour une pilule; de 4 à 8 par jour avant repas,
(BROCQ).

Traitement externe

Topiques et caustiques :

Acide salicylique	âà	5o centigr.
Acide lactique		
Résorcine	75	//
Oxyde de zinc.	2 gram.	
Vaseline.	17	//
Eau distillée	3o	//
Iodure de potassium	8	//
Iode métallique	3-4	//

(Hardy).

ou encore :

Glycérine	10 gram.	
Iodure de potassium	5	//
Iode	5	//

Dans les *formes peu congestives* et *profondes* :

Axonge	99 gram.	
Iodure de potassium	âà	5o centigr.
Biodure d'hydrargyre		

(Lailler).

ou encore :

Emplâtre à l'acide pyrogallique (voir Lupus vulgaire).

Lupus vulgaire

Traitement interne

Huile de foie de morue.

Deux à quatre cuillerées à soupe par jour.

Liqueur de Fowler	4 gram.	
Citrate de fer ammoniacal.	1 2	//
Eau de menthe	120	//

Deux cuillerées à soupe par jour.

TRAITEMENT EXTERNE

Pommade au sublimé :

Bichlorure d'hydrargyre .	1 gram.
Éther sulfurique. . . .	q. s. p^r dissoudre
Vaseline.	100 gram.

Emplâtre salicylé :

Emplâtre diachylon. . .	20 parties
Acide salicylique . . .	5 //
Créosote de hêtre . . .	1 //

(E. BESNIER).

Emplâtre à l'acide pyrogallique :

Gomme ammoniaque . .	20 gram.
Cire jaune	
Lanoline caoutchoutée.	ấấ 50 //
Colophane	20 //
Térébenthine de Venise .	50 //
Acide pyrogallique . . .	120 //

Emplâtre rouge de Vidal :

Minium	2^{gr},50
Cinabre	1, 50
Emplâtre diachylon. . .	26 gram.

Maladie cutanée de Paget

Pommade à l'acide pyrogallique :

Acide pyrogallique. . .	5-10 gram.
Vaseline.	100 //

ou encore :

Acide pyrogallique. . .	5-10 gram.
Acide salicylique. . . .	1-2 //
Vaseline.	100 //

Solution pour cautérisations :

Chlorure de zinc	1 partie
Eau distillée.	2 //

Solution de bleu de méthylène :

Bleu de méthylène . . .   10 gram.
Glycérine . . . . . ⎫ àà   50   //
Alcool . . . . ⎭

Pour badigeonnage ; tous les trois ou quatre jours.

Morve et farcin

A l'intérieur :

Teinture d'iode.

2 à 20 gouttes par jour.

Mycosis fongoïde

A l'intérieur :

Arséniate de soude . . .   10 centigr.
Eau distillée de laurier-
    cerise . . . .   50 gram.
Eau distillée   200   //

Une à quatre cuillerées à café par jour.

ou encore :

Iodure de potassium . .   10 gram.
Sirop d'écorces d'orange .   50   //
Eau   250   //

Deux à quatre cuillerées à bouche par jour.

Pour les pansements des *tumeurs ulcérées* :

Salol . . . .   1 partie
Sous-nitrate de bismuth .   9   //
            (E. Besnier).

Contre les *éruptions prurigineuses* :

Enveloppements humides avec des compresses imbibées de solution de résorcine :

Résorcine . . . .   0,50-1 gram.
Eau   100   //

Pommade à l'oxyde de zinc :

Menthol.	I gram.	
Oxyde de zinc.	20	//
Vaseline. . . . . . } àà	25	//
Axonge . . . . . . }		
Vaseline.	5o	//
Chlorhydrate de morphine	I	//
Vaseline.	100	//

Glycérolé tartrique :

Acide tartrique	I gram.	
Glycérolé d'amidon à la glycérine neutre . . .	20	//
(VIDAL).		

Emplâtres.

Emplâtre à l'huile de foie de morue :

Emplâtre simple	6oo gram.	
Cire jaune	25o	//
Huile de foie de morue .	35o	//

Emplâtre à l'oxyde de zinc :

Lanoline caoutchoutée. .	6o gram.	
Oxyde de zinc.	3o	//
Glycérine	10	//

Colles.

Gélatine . . . . . . } àà	10 gram.	
Glycérine . . . . . }		
Oxyde de zinc.	3o	//
Eau	5o	//

ou :

Gélatine.	15o gram.	
Grénétine	100	//
Gomme arabique. . . .	5	//
Glycérine . . . . . ⎫ ââ	3oo	//
Eau bouillie . . . . ⎭		
Oxyde de zinc.	100	//
Phénosalyl	2	//

(THIBIERGE).

Pelades

Topiques excitants :

Vésicatoire liquide de Bidet	1 partie	
Chloroforme anesthésique.	3-4	//

(VIDAL).

Lotion excitante de l'hôpital Saint-Louis :

Alcool camphré	125 gram.	
Essence de térébenthine .	25	//
Ammoniaque liquide . .	5	//

ou :

Salol	1gr,5o
Alcoolat de lavande. . .	100 gram.

ou encore :

Alcoolat de Fioravanti .⎫ ââ	100 gram.	
Alcool camphré . . . .⎭		
Teinture de cantharides ⎫ ââ	10-3o	//
Teinture de romarin . ⎭		

ou :

Acide acétique cristallisable	1 gram.	
Hydrate de chloral	4	//
Éther officinal	3o	//

Pemphigus chronique

Traitement interne :

Arséniate de soude. . . .   10 centigr.
Eau distillée . . . .   200 gram,
Eau de laurier-cerise . . .   5o   //
Une à quatre cuillerées à café par jour.

Contre les *poussées bulleuses* :

Bromhydrate de quinine. .   5 centigr.
Ergotine   5   //
Extrait de belladone . . .   5 milligr.
Excipient de glycérine . .   q. s.
Pour une pilule : de 8 à 16 par jour, toutes les deux
heures.

Traitement externe :

Enveloppements ouatés :

Liniment oléo-calcaire . .   100 gram.
Acide borique   1   //

Pommades :

Acide borique . . . . . .   1 gram.
Vaseline. . . . .   3o   //

Emplâtres.

Emplâtre rouge :

Minium . . . .   2^{gr},5o
Cinabre. . . . .   1^{gr},5o
Emplâtre diachylon . . .   26 gram.
f. s. a. Un sparadrap.

Emplâtre à l'oxyde de zinc :

Lanoline caoutchoutée . .   6o gram.
Oxyde de zinc. . . . . .   3o   //
Glycérine   10   //

Périfolliculites suppurées et conglomérées en placards

Pansements antiseptiques humides à la liqueur de Van Swieten pure ou dédoublée, puis emplâtre de Vigo ou cautérisations au crayon de nitrate d'argent, à la teinture d'iode ou au galvano-cautère.

Perlèche ou Bridou

Pommade boriquée :

Acide borique	1-2 gram.
Vaseline.	20 //

Pommade soufrée :

Soufre précipité et lavé . .	5-15 gram.
Vaseline.	150 //

Phthiriase du corps

Lotion phéniquée :

Acide phénique	1 gram.
Glycérine	q. s. p^r dissoudre
Gaz	100 gram.

ou pommade phéniquée :

Acide phénique cristallisé .	2 gram.
Oxyde de zinc.	} ââ 50 //
Vaseline.	

Phthiriase du cuir chevelu

Lotions antiphthiriasiques :

Sublimé.	1 gram.
Vinaigre	100 //
Eau distillée	200 //

ou :

> Sublimé . . . . 1 gram.
> Vinaigre. . . . . 3oo //

Frictions avec onguent napolitain ou :

> Naphtol β . . . . 10-15 gram.
> Éther sulfurique. . . . . q. s. p^r dissoudre
> Vaseline. . . . . 100 gram.

Onction avec :

> Pétrole . . . . 100 gram.
> Huile d'olive . . . . . 5o //
> Baume du Pérou. . . . . 20 //

Phthiriase du pubis

Frictions avec la pommade mercurielle simple

ou :

> Calomel. . . . . 1 gram.
> Vaseline . . . . 15 //

ou :

> Naphtol β . . . . 10 gram.
> Huiles d'amandes douces. . 100 //

ou :

> Acide phénique . . . . . 2 gram.
> Glycérine . . . . q. s. p^r dissoudre
> Eau distillée . . . . . 100 //

ou :

> Bichlorure de mercure . . 1 gram.
> Eau distillée . . . . . 1000 //

Pian

A l'intérieur :

> Iodure de potassium . . .   10 gram.
> Sirop d'écorces d'orange .   5o //
> Eau . . . . 25o //
> Une à quatre cuillerées à bouche par jour.

Localement :

> Lotions phéniquées,

puis :

Pommade à l'iodoforme :

> Iodoforme. . . . . 1-2 gram.
> Vaseline . . . . 3o //

Pityriasis rosé de Gibert

Dans les *formes rebelles* :

> Acide salicylique. . .   1 gram.
> Amidon . . . . . . } àà 25 //
> Oxyde de zinc. . . . }
> Vaseline. . . . . .   5o //

ou encore :

> Naphtol β . . . . . . 1-10 gram.
> Lanoline. . . . . . } àà 56 //
> Vaseline. . . . . . }

Pityriasis rubra

(Comme pour la dermatite exfoliante généralisée).

Pityriasis rubra pilaire

(Comme pour le psoriasis).

Pityriasis versicolore

Pommades :

Résorcine . . . . . ⎫
Acide salicylique. . . ⎬ ââ   0,50 1 gram.
Soufre précipité . . .   5-15   //
Lanoline. . . . . . ⎫
Vaseline. . . . . . ⎬ ââ   25   //
Axonge . . . . . . ⎭

Contre les lésions qui restent après les parasites :

Oxyde de zinc. . . .   1-5 gram.
Vaseline.   20   //

ou :

Soufre précipité. . .   10 gram.
Vaseline.   100   //

Prurigos diathésiques

(voir *Prurit*).

Prurigos de Hébra

TRAITEMENT INTERNE

Huile de foie de morue.
Quatre à six cuillerées par jour.

ou :

Solution d'arséniate de soude.

Chez les *nerveux*.

Pilules d'acide phénique.

ou :

Solution de valérianate d'ammoniaque (voir Prurit).

TRAITEMENT EXTERNE

Huile de foie de morue
  blonde pure . . . . . 100 gram.
Acide phénique . . . . . 1 //

ou :

Huile de foie de morue
  blonde pure . . . . . 100 gram.
Naphtol β . . . . 5 //

Pour badigeonnages ou pour imbiber des compresses de tarlatane que l'on appliquera sur les régions prurigineuses.

Emplâtre à l'huile de foie de morue :

Emplâtre simple. . . . . 600 gram.
Cire jaune . . . . 250 //
Huile de foie de morue . . 350 //

Emplâtre blanc :

Emplâtre simple. . . . . 600 gram.
Cire jaune. . . . . . . 600 //
Huile blanche. . . . . . 600. //

Glycérolé tartrique de Vidal (voir p. 166).

Prurits

TRAITEMENT INTERNE

Contre l'*éréthisme nerveux* :

Valérianate d'ammoniaque . 1 gram.
Sirop de menthe. . . . . 20 //
Eau de tilleul. . . . . . 125 //
Deux à quatre cuillerées par jour.

ou encore :

Extrait de valériane . . . 5 centig.
Poudre de valériane . . . q. s.
Pour une pilule ; de deux à huit par jour.

ou encore :

> Teinture de valériane.
> Deux à quinze gouttes par jour.

Pilules d'acide phénique :

> Acide phénique . . . . . 5 centigr.
> Réglisse pulvérisée et gomme
>   arabique . . . . q. s.
> Pour une pilule ; de quatre à huit pilules par jour
> à la fin des repas.

ou encore :

> Teinture de belladone.
> Cinq à dix gouttes par jour.

TRAITEMENT EXTERNE

Lotions :

> Vinaigre. . . . . 5-10 gram.
> Eau . . . . 1 000   //

ou :

> Acide tartrique . . . .   1-5 gram.
> Eau . . . . 1 000   //

ou encore :

> Salicylate de soude, . .   1-10 gram.
> Bicarbonate de soude . .   1-10   //
> Eau . . . . 1 000   //

ou encore :

> Ichthyol. . . . .   1-10 gram.
> Eau . . . . 1 000   //
> Hydrate de chloral. . .   1 gram.
> Eau 100   //

ou encore :

Acide phénique . . . .   1·2 gram.
Glycérine . . . .   q. s. pr dissoudre
Eau . . . .   200 gram.

Poudre :

Sous-nitrate de bismuth ⎫
Oxyde de zinc . . . . . ⎭ ââ   5·25 gram.
Acide salicylique . . .   1   //
Poudre d'amidon . . .   100   //

Pommade :

Acide phénique . . .   2 gram.
Oxyde de zinc . . . . ⎫
Vaseline . . . . . . ⎭ ââ   50   //
Chlorhydrate de cocaïne   1   //

Psoriasis

A l'intérieur :

Dans les *formes torpides* :

Liqueur de Fowler.
Cinq à douze gouttes par jour.

puis :

Iodure de potassium . . .   10 gram.
Eau distillée   300   //
Quatre cuillerées à bouche par jour.

Chez les *arthritiques* :

Benzoate de lithine. . . .   2 gram.
Bicarbonate de soude . . .   12   //
Sirop de fumeterre. . . ⎫
Sirop de gentiane . . . ⎬ ââ 150   //
Sirop de saponaire . . . ⎭
Deux à quatre cuillerées à soupe par jour.

Chez les *nerveux* :

Bromure de potassium   .   ⎱ ââ 10 gram.
Iodure de potassium . .   ⎰
Eau distillée . . . . . .   3oo //
Deux à quatre cuillerées à bouche par jour.

TRAITEMENT EXTERNE

Glycérolé cadique faible :

Huile de cade vraie . . .   15 gram.
Teinture de Panama ou sa-
von noir . . . . q . s. p^r émulsionner
Glycérolé d'amidon à la gly-
cérine neutre . . . . .   9o gram.
(VIDAL).

Glycérolé cadique fort :

Huile de cade vraie. . . .   5o gram.
Teinture de Panama ou sa-
von noir.   5   //
Glycérolé d'amidon à la glycérine neutre   45   //

Pommade à l'acide pyrogallique :

Acide pyrogallique. . . .   5-10 gram.
Vaseline   100   //

Pommade à l'acide chrysophanique :

Acide chrysophanique. . .   5-25 gram.
Vaseline pure.   100   //

Pommade au naphtol :

Naphtol β . . . .   5-15 gram.
Vaseline.   100   //

Pommade au turbith minéral :

Turbith minéral. . . . . .   1-2 gram.
Vaseline. . . . .   3o   //

Solution d'acide chrysophanique :

Acide chrysophanique . .   10-15 gram.
Chloroforme   50-85   //

Laisser sécher et recouvrir d'une couche de traumaticine :

Gutta-percha purifiée . . .   1 partie
Chloroforme . . . . . .   5 parties

ou encore badigeonner les plaques avec :

Acide chrysophanique . ⎫
Gutta-percha . . . . . ⎬ ââ   10 gram.
Chloroforme   80   //

Psorospermose folliculaire végétante

Poudrer les masses végétantes avec :

Magnésie en poudre.   (E. Besnier).

Pommade au calomel :

Calomel . . . .   1 gram.
Vaseline.   30   //

Pommade au naphtol :

Naphtol β . . . .   10-15 gram.
Éther sulfurique. . . . .   q. s. p^r dissoudre
Vaseline. . . . .   100 gram.

Punaises, Puces, Cousins

Lotions :

Eau de Cologne . . . . .   une partie.
Eau distillée . . . . . .   quatre parties

ou bien :

Huile de camomille camphrée   100 gram.
Baume Styrax pur   20   //
Essence de menthe. . . .   5   //

ou :

> Huile d'olive . . . .   20 gram.
> Onguent Styrax   25   //
> Baume du Pérou.   5   //

ou encore :

> Naphtol β . . . .   5-10 gram.
> Éther. . . . .   q. s. p^r dissoudre
> Menthol . . . .   0,25-1 gram.
> Vaseline.   100   //

Purpura

Dans les *formes infectieuses* :

> Sulfate de quinine . . . .   10 centigr.
> Extrait de quinquina . . .   50   //
> Pour un cachet ; de quatre à dix par jour.

Dans les *formes hémorrhagiques* :

> Acide sulfurique dilué . . .   4 gram.
> Hydrolat de menthe . . .   180   //
> Sirop de framboises . . .   30   //
> Par cuillerées d'heure en heure.

ou encore :

> Ergotine . . . .   1 gram.
> Eau distillée   100   //
> Sirop d'écorces d'orange. .   50   //
> Par cuillerées d'heure en heure.

ou encore :

> Perchlorure de fer à 30°. .   50 centigr.-1 gr.
> Sirop simple . . . . . .   30 gram.
> Eau distillée   100   //
> Par cuillerées d'heure en heure.

Traitement externe

Contre le *prurit* :

Lotions à l'alcool camphré :

ou avec :

Acide phénique	1 gram.
Glycérine	q. s. p^r dissoudre
Eau distillée	100 gram.

Pustule maligne

Solution pour injections interstitielles :

Acide phénique	5 gram.
Glycérine	q. s. p^r dissoudre
Eau distillée	100 gram.

Cinq à dix centimètres cubes par jour.

Rhinosclérome

Traitement interne

Iodure de potassium . . .	15 gram.	
Sirop d'écorces d'orange. .	5o	//
Eau	25o	//

Une à cinq cuillerées à bouche par jour.

Traitement externe

Pommade au sublimé :

Sublimé.	1 gram.	
Vaseline.	100	//

Sclérodermie

Traitement interne

Bromure de potassium . .	10 gram.	
Sirop d'écorces d'orange amère.	5o	//
Eau distillée	25o	//

Deux à quatre cuillerées à bouche par jour.

ou bien :

> Iodure de potassium . . .   15 gram.
> Eau distillée   300   //
> Deux à quatre cuillerées à bouche par jour.

Traitement externe

Emplâtre de Vigo.

Séborrhée

Lotion mercurielle :

> Liqueur de Van Swieten.   100 gram.
> Hydrate de chloral. . .   25   //
> Eau de roses   400-500   //

Lotion soufrée :

> Soufre précipité. . . .   15-30 gram.
> Alcool camphré. . : .   25-50   //
> Glycérine neutre pure .   5-10   //
> Eau distillée   250   //

Poudre soufrée :

> Acide salicylique . . .   1 gram.
> Soufre sublimé et lavé .   12   //
> Borate de soude. . . .   5   //
> Poudre d'amidon . . .   10   //
> Poudre de talc   70   //

Pommade soufrée :

> Soufre précipité. . . .   5-10 gram.
> Acide salicylique . . }
> Résorcine . . . . . } ââ   0,50 cent.
> Baume du Pérou . . .   1 gram.
> Vaseline . . . . . }
> Lanoline . . . . . } ââ   50   //

Pommade au calomel :

Calomel. . , ...   1 gram.
Vaseline. . . . .   3o   //

Pommade à l'ichthyol :

(comme pour l'Acné, voir p. 141).

Pommade au naphtol :

Naphtol β . . . .   5-10 gram.
Vaseline.   100   //

Pommade à la résorcine :

Résorcine . . . .   2 gram.
Vaseline . . . .   4o   //

Sycosis

• Pommade au calomel :

Oxyde de zinc . . . . .   3 gram.
Calomel.   1   //
Vaseline . . . .   3o   //

Pommade au turbith :

Turbith minéral . . . . .   1 gram.
Vaseline. . . . .   3o   //

Pommade à l'oxyde jaune d'hydrargyre :

Oxyde jaune d'hydrargyre .   1 gram.
Vaseline. . . . .   3o   //

ou encore :

Oxyde jaune d'hydrargyre .   1 gram.
Huile de cade.   2   //
Vaseline.   20   //

Teignes tondantes du cuir chevelu

Solution parasiticide :

Eau distillée	5o gram.
Glycérine	5o //
Iodure de potassium . . .	à saturation.
Iode métallique	1 **gram.**

(SABOURAUD).

ou :

Sublimé.	1 gram.
Eau distillée	5oo //

Pommades :

Axonge.		3o gram.
Huile d'amandes douces.	àà	4 //
Glycérine		
Turbith minéral		1 //

ou :

Huile de cade.		
Soufre sublimé	àà	12 gram.
Teinture d'iode		
Acide phénique.		3 //
Axonge		3o //

(TILBURG FOX).

Trichophyties de la barbe

Pommades parasiticides :

Turbith minéral.	2 gram.
Camphre	1 //
Vaseline	3o //

ou :

Iode métallique.	1 gram.
Vaseline	5o //

ou encore :

> Emplâtre de Vigo.

ou encore :

Emplâtre rouge :

Minium	2^{gr},5o
Cinabre	1^{gr},5o
Emplâtre diachylon . . .	26 gram.

Trichophyties des parties glabres

Lotion au sublimé :

Bichlorure de mercure . .	1 gram.
Eau distillée	5oo //

ou encore :

Turbith minéral	1 gram.
Vaseline.	3o //

ou encore :

Fleur de soufre	4 gram.
Camphre	1 //
Axonge	3o //

Trichophyties des ongles

Emplâtre de Vigo.

ou pommade :

Acide pyrogallique. . . .	5-1o gram.
Vaseline.	1oo //

Ulcère phagédénique des pays chauds

Lavages quotidiens à la liqueur de Van Swieten.

Pansements à la poudre d'iodoforme ou d'iodol ou bandelettes de diachylon ou d'emplâtre de Vigo.

Urticaire

TRAITEMENT INTERNE

Contre l'*embarras gastrique* :

    Huile de ricin. . . . . .   30 gram.

ou bien :

    Poudre d'ipéca . . . . . ; 0,50-1 gram.
    Sirop d'ipéca. . . . . .   50 //
  Par cuillerées, de cinq en cinq minutes.

Contre l'*état névropathique* :

    Solution de valérianate d'ammoniaque.

ou bien :

    Bromure de potassium . :   15 gram.
    Sirop   d'écorces   d'orange
       amère. . . . .   50 //
    Eau distillée . . . . . .   250 //
  Deux à quatre cuillerées à bouche par jour.

Contre l'*éruption elle-même* :

    Bromhydrate de quinine. .   5 centigr.
    Ergotine   3   //
    Extrait de belladone . . .   1-2 milligr.
    Excipient . . . .   q. s.
  Pour une pilule ; de huit à seize par jour.

TRAITEMENT EXTERNE

Lotion phéniquée :

    Acide phénique. . . . . .   1 gram.
    Eau distillée . . . . . .   300 //

Pommades de zinc mentholée :

    Menthol. . . . . . .   0,50-1 gram.
    Vaseline. . . . . .   } ââ   50 //
    Oxyde de zinc. . . . }

Poudre d'amidon, d'oxyde de zinc, de lycopode, ou bien : Colles (voir Prurit).

Verrues

TRAITEMENT INTERNE

Magnésie calcinée . .   0,25 centigr.
En un cachet; de un à quatre par jour.

ou encore :

Teinture de thuya occidentalis.
60-80 gouttes par jour.

TRAITEMENT EXTERNE

Naphtol camphré. . .   100 gram.
Résorcine . . . . . ⎫ ââ   I   //
Acide salicylique . . ⎭
    (E. BESNIER).

Collodions :

Acide salicylique . . . .   1 gram.
Alcool à 50°   1   //
Éther à 62°. . . . . . . $2^{gr},5o$
Collodion élastique . . . . $5^{gr},5o$

ou bien :

Acide salicylique . . ⎫ ââ   1 gram.
Acide lactique. . . . ⎭
Collodion élastique . .   8   //

Dans les *petites verrues de la face* :

Pommade à l'acide salicylique :

Acide salicylique . .   2-5 gram.
Vaseline. . . . . . ⎫ ââ   10   //
Lanoline. . . . . . ⎭

Vitiligo

. Vésicatoires, badigeonnages iodés. Emplâtre
de Vigo.

Lotion au sublimé :

Bichlorure d'hydrargyre.   1 gram.
Eau distillée   300-400   //

Zona

Contre la *douleur* :

Injection hypodermique de morphine :

Chlorhydrate de morphine .	6o centigr.
Eau distillée	3o gram.

Un centimètre cube ou une seringue de Pravaz de cette solution renferme 2 centigrammes de morphine.

ou encore, à l'intérieur :

Teinture de gelsemium : 20-25 gouttes par jour.

ou encore :

Hydrate de chloral . .	5 gram.
Sirop de morphine . .	4o //

Par cuillerées d'heure en heure.

ou bien :

Extrait d'opium . . .	⟩ ãã	1 centigr.
Extrait de belladone .	⟨	
Thridace.		2 //
Poudre de guimauve .		q. s.

Pour une pilule ; de une à quatre par jour.

ou bien :

Sulfate de quinine	10 centigr.
Miel	q. s.

Pour une pilule ; 4-8 par jour.

TRAITEMENT EXTERNE

Oxyde de zinc.	2 gram.
Acide borique.	1 //
Vaseline.	20 //

Quand les vésicules sont rompues et ulcérées :

Acide borique.	1 gram.
Liniment oléo-calcaire . . .	100 //

TABLE DES MATIÈRES

—

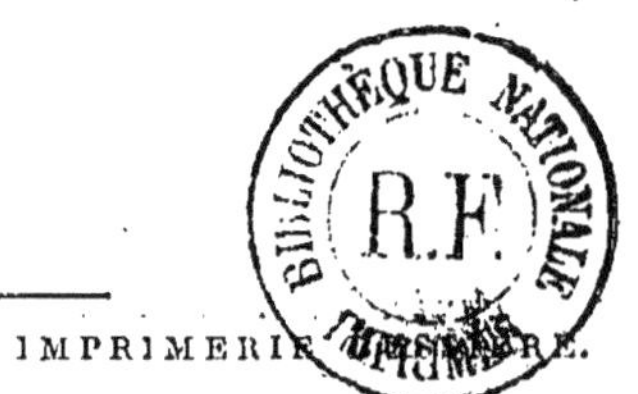

SAINT-AMAND (CHER). — IMPRIMERIE BUSSIÈRE.

Traité de Chirurgie

PUBLIÉ SOUS LA DIRECTION DE MM.

Simon DUPLAY	Paul RECLUS
Professeur à la Faculté de médecine	Professeur agrégé à la Faculté de médecine
Chirurgien de l'Hôtel-Dieu	Chirurgien des hôpitaux
Membre de l'Académie de médecine	Membre de l'Académie de médecine

PAR MM.

BERGER, BROCA, PIERRE DELBET, DELENS, DEMOULIN, J.-L. FAURE
FORGUE, GÉRARD MARCHANT, HARTMANN, HEYDENREICH, JALAGUIER
KIRMISSON, LAGRANGE, LEJARS, MICHAUX, NÉLATON, PEYROT
PONCET, QUÉNU, RICARD, RIEFFEL, SEGOND, TUFFIER, WALTHER

Ouvrage complet
DEUXIÈME ÉDITION ENTIÈREMENT REFONDUE

8 vol. gr. in-8° avec nombreuses figures dans le texte. . . . . **150** *fr.*

TOME I. — 1 vol. grand in-8° de 912 pages avec 218 figures **18** *fr.*

RECLUS. — Inflammations, traumatismes, maladies virulentes.
BROCA. — Peau et tissu cellulaire
sous-cutané.

QUÉNU. — Des tumeurs.
LEJARS. — Lymphatiques, muscles,
synoviales tendineuses et bourses
séreuses.

TOME II. — 1 vol. grand in-8° de 996 pages avec 361 figures **18** *fr.*

LEJARS. — Nerfs.
MICHAUX. — Artères.
QUÉNU. — Maladies des veines.

RICARD et DEMOULIN. — Lésions
traumatiques des os.
PONCET. — Affections non traumatiques des os.

TOME III. — 1 vol. grand in-8° de 940 pages avec 285 figures **18** *fr.*

NÉLATON. — Traumatismes, entorses,
luxations, plaies articulaires.
QUÉNU. — Arthropathies, arthrites
sèches, corps étrangers articulaires.

LAGRANGE. — Arthrites infectieuses
et inflammatoires.
GÉRARD MARCHANT. — Crâne.
KIRMISSON. — Rachis.
S. DUPLAY. — Oreilles et annexes.

TOME IV. — 1 vol. grand in-8° de 896 pages avec 354 figures **18** *fr.*

DELENS. — L'œil et ses annexes.
GÉRARD MARCHANT. — Nez, fosses

nasales, pharynx nasal et sinus.
HEYDENREICH. — Mâchoires.

TOME V. — 1 vol. grand in-8° de 948 pages avec 187 figures **20** *fr.*

BROCA. — Face et cou. Lèvres, cavité buccale, gencives, palais, langue,
larynx, corps thyroïde.
HARTMANN. — Plancher buccal, glan-

des salivaires, œsophage et pharynx.
WALTHER. — Maladies du cou.
PEYROT. — Poitrine.
PIERRE DELBET. — Mamelle.

TOME VI. — 1 vol. grand in-8° de 1127 pages avec 218 figures **20** *fr.*

MICHAUX. — Parois de l'abdomen.
BERGER. — Hernies.
JALAGUIER. — Contusions et plaies
de l'abdomen, lésions traumatiques et
corps étrangers de l'estomac et de
l'intestin. Occlusion intestinale, pé-
ritonites, appendicite.

HARTMANN. — Estomac.
FAURE et RIEFFEL. — Rectum et
anus.
HARTMANN et GOSSET. — Anus
contre nature. Fistules stercorales.
QUÉNU. — Mésentère. Rate. Pancréas.
SEGOND. — Foie.

TOME VII. 1 fort vol. gr. in-8° de 1272 pages, 297 fig. dans le texte **25** *fr.*

WALTHER. — Bassin.
FORGUE. — Urètre et prostate.
RECLUS. — Organes génitaux de
l'homme.

RIEFFEL. — Affections congénitales
de la région sacro-coccygienne.
TUFFIER. — Rein. Vessie. Uretères.
Capsules surrénales.

TOME VIII. 1 fort vol. gr. in-8° de 971 pages, 163 fig. dans le texte **20** fr.

MICHAUX. — Vulve et vagin.
PIERRE DELBET. — Maladies de l'utérus.
SEGOND. — Annexes de l'utérus,

ovaires, trompes, ligaments larges,
péritoine pelvien.
KIRMISSON. — Maladies des membres.

Traité de Pathologie générale

Publié par Ch. BOUCHARD
Membre de l'Institut
Professeur de pathologie générale à la Faculté de Médecine de Paris.
SECRÉTAIRE DE LA RÉDACTION : G.-H. ROGER
Professeur agrégé à la Faculté de médecine de Paris, Médecin des hôpitaux.

6 volumes grand in-8°, avec figures dans le texte.
Prix en souscription jusqu'à la publication du t. V. 120 fr.

TOME I
1 vol. grand in-8° de 1018 pages avec figures dans le texte : 18 *fr.*
Introduction à l'étude de la pathologie générale, par G.-H. ROGER. — Pathologie comparée de l'homme et des animaux, par G.-H. ROGER et P.-J. CADIOT. — Considérations générales sur les maladies des végétaux, par P. VUILLEMIN. — Pathologie générale de l'embryon. Tératogénie, par MATHIAS DUVAL. — L'hérédité et la pathologie générale, par LE GENDRE. — Prédisposition et immunité, par BOURCY. — La fatigue et le surmenage, par MARFAN. — Les Agents mécaniques, par LEJARS. — Les Agents physiques. Chaleur. Froid. Lumière. Pression atmosphérique. Son, par LE NOIR. — Les Agents physiques. L'énergie électrique et la matière vivante, par D'ARSONVAL. — Les Agents chimiques : les caustiques, par LE NOIR. — Les intoxications, par G.-H. ROGER.

TOME II
1 vol. grand in-8° de 940 pages avec figures dans le texte : 18 *fr.*
L'infection, par CHARRIN. — Notions générales de morphologie bactériologique, par GUIGNARD. — Notions de chimie bactériologique, par HUGOUNENQ. — Les microbes pathogènes, par ROUX. — Le sol, l'eau et l'air, agents des maladies infectieuses, par CHANTEMESSE. — Des maladies épidémiques, par LAVERAN. — Sur les parasites des tumeurs épithéliales malignes, par RUFFER. — Les parasites, par R. BLANCHARD.

TOME III
1 vol. in-8° de plus de 1400 pages, avec figures dans le texte, publié en deux fascicules : 28 *fr.*
Fasc. I. — Notions générales sur la nutrition à l'état normal, par E. LAMBLING. — Les troubles préalables de la nutrition, par CH. BOUCHARD. — Les réactions nerveuses, par CH. BOUCHARD et G.-H. ROGER. — Les processus pathogéniques de deuxième ordre, par G.-H. ROGER.
Fasc. II. — Considérations préliminaires sur la physiologie et l'anatomie pathologiques, par G.-H. ROGER. — De la fièvre, par LOUIS GUINON. — L'hypothermie, par J.-F. GUYON. — Mécanisme physiologique des troubles vasculaires, par E. GLEY. — Les désordres de la circulation dans les maladies, par A. CHARRIN. — Thrombose et embolie, par A. MAYOR. — De l'inflammation, par J. COURMONT. — Anatomie pathologique générale des lésions inflammatoires, par M. LETULLE. — Les altérations anatomiques non inflammatoires, par P. LE NOIR. — Les tumeurs, par P. MENETRIER.

TOME IV
1 vol. in-8° de 719 pages avec figures dans le texte : 16 *fr.*
Evolution des maladies, par DUCAMP. — Sémiologie du sang, par A. GILBERT. — Spectroscopie du sang. Sémiologie, par A. HÉNOCQUE. — Sémiologie du cœur et des vaisseaux, par R. TRIPIER. — Sémiologie du nez et du pharynx nasal, par M. LERMOYEZ et M. BOULAY. Sémiologie du larynx, par M. LERMOYEZ et M. BOULAY. — Sémiologie des voies respiratoires, par M. LEBRETON. — Sémiologie générale du tube digestif, par P. LE GENDRE.

TOME V
1 fort vol. in-8° de 1180 pages avec nombr. figures dans le texte : 28 *fr.*
Sémiologie du foie, par CHAUFFARD. — Pancréas, par X. ARNOZAN. — Analyse chimique des urines, par C. CHABRIÉ. — Analyse microscopique des urines (Histo-bactériologique), par NOEL HALLÉ. — Le rein, l'urine et l'organisme, par A. CHARRIN. — Sémiologie des organes génitaux, par PIERRE DELBET. — Sémiologie du système nerveux, par J. DEJERINE.

Sous presse : **TOME VI**

CHARCOT — BOUCHARD — BRISSAUD

BABINSKI, BALLET, P. BLOCQ, BOIX, BRAULT, CHANTEMESSE, CHARRIN, CHAUF-
FARD, COURTOIS-SUFFIT, DUTIL, GILBERT, GUIGNARD, L. GUINON, G. GUINON,
HALLION, LAMY, LE GENDRE, MARFAN, MARIE, MATHIEU, NETTER, ŒTTINGER,
ANDRÉ PETIT, RICHARDIÈRE, ROGER, RUAULT, SOUQUES, THIBIERGE, THOINOT,
FERNAND WIDAL.

Traité de Médecine

DEUXIÈME ÉDITION

PUBLIÉ SOUS LA DIRECTION DE MM.

BOUCHARD	**BRISSAUD**
Professeur à la Faculté de médecine de Paris, Membre de l'Institut.	Professeur à la Faculté de médecine de Paris, Médecin de l'hôpital Saint-Antoine.

10 volumes grand in-8°, avec figures dans le texte.

En souscription. . . . . **150 fr.**

TOME Iᵉʳ

1 vol. gr. in-8° de 845 pages, avec figures dans le texte. **16 fr.**

Les Bactéries, par L. GUIGNARD, membre de l'Institut et de l'Académie de médecine, professeur à l'École de Pharmacie de Paris. — **Pathologie générale infectieuse,** par A. CHARRIN, professeur remplaçant au Collège de France, directeur du laboratoire de médecine expérimentale, médecin des hôpitaux. — **Troubles et maladies de la Nutrition,** par PAUL LE GENDRE, médecin de l'hôpital Tenon. — **Maladies infectieuses communes à l'homme et aux animaux,** par G.-H. ROGER, professeur agrégé, médecin de l'hôpital de la Porte-d'Aubervilliers.

TOME II

1 vol. grand in-8° de 894 pages avec figures dans le texte. **16 fr.**

Fièvre typhoïde, par A. CHANTEMESSE, professeur à la Faculté de médecine de Paris, médecin des hôpitaux. — **Maladies infectieuses,** par F. WIDAL, professeur agrégé, médecin des hôpitaux de Paris. — **Typhus exanthématique,** par L.-H. THOINOT, professeur agrégé, médecin des hôpitaux de Paris. — **Fièvres éruptives,** par L. GUINON, médecin des hôpitaux de Paris. — **Erysipèle,** par E. BOIX, chef de laboratoire à la Faculté. — **Diphtérie,** par A. RUAULT. — **Rhumatisme,** par ŒTTINGER, médecin des hôpitaux de Paris. — **Scorbut,** par TOLLEMER, ancien interne des hôpitaux.

TOME III

1 vol. grand in-8° de 702 pages avec figures dans le texte. **16 fr.**

Maladies cutanées, par G. THIBIERGE, médecin de l'hôpital de la Pitié. — **Maladies vénériennes,** par G. THIBIERGE. — **Maladies du sang,** par A. GILBERT, professeur agrégé, médecin des hôpitaux de Paris. — **Intoxications,** par A. RICHARDIÈRE, médecin des hôpitaux de Paris.

TOME IV

1 vol. grand in-8° de 680 pages avec figures dans le texte. **16 fr.**

Maladies de la bouche et du pharynx, par A. RUAULT. — **Maladies de l'estomac,** par A. MATHIEU, médecin de l'hôpital Andral. — **Maladies du pancréas,** par A. MATHIEU. — **Maladies de l'intestin,** par COURTOIS-SUFFIT, médecin des hôpitaux. — **Maladies du péritoine,** par COURTOIS-SUFFIT.

TOME VI

1 vol. grand in-8° de 612 pages avec figures dans le texte. **14 fr.**

Maladies du nez et du larynx, par A. RUAULT. — **Asthme,** par E. BRISSAUD, professeur à la Faculté de médecine de Paris, médecin de l'hôpital Saint-

Antoine. — **Coqueluche**, par P. Le Gendre, médecin des hôpitaux. — **Maladies des bronches**, par A.-B. Marfan, professeur agrégé à la Faculté de médecine de Paris, médecin des hôpitaux. — **Troubles de la circulation pulmonaire**, par A.-B. Marfan. — **Maladies aiguës du poumon**, par Netter, professeur agrégé à la Faculté de médecine de Paris, médecin des hôpitaux.

TOME VII

1 vol. grand in-8º de 550 pages avec figures dans le texte. **14 fr.**

Maladies chroniques du poumon, par A.-B. Marfan, professeur agrégé à la Faculté de médecine de Paris, médecin des hôpitaux. — **Phtisie pulmonaire**, par A.-B. Marfan. — **Maladies de la plèvre**, par Netter, professeur agrégé à la Faculté de médecine de Paris, médecin des hôpitaux. — **Maladies du médiastin**, par A.-B. Marfan.

Sous presse : Tomes V et VIII.

Traité de Physiologie

PAR

J.-P. MORAT
Professeur à l'Université de Lyon.

Maurice DOYON
Professeur agrégé
à la Faculté de médecine de Lyon

5 vol. gr. in-8º avec figures en noir et en couleurs.
En souscription . . . . **50 fr.**

I. — **Fonctions de nutrition** : Circulation, par M. Doyon; Calorification, par P. Morat. 1 vol. gr. in-8º avec 173 figures en noir et en couleurs. **12 fr.**
II. — **Fonctions de nutrition** (*suite et fin*) : Respiration, excrétion, par J.-P. Morat; Digestion, Absorption, par M. Doyon. 1 vol. gr. in-8º, avec 167 figures en noir et en couleurs. . . . . **12 fr.**

Traité de Chirurgie d'urgence

Par **Félix LEJARS**

Professeur agrégé à la Faculté de médecine de Paris
Chirurgien de l'hôpital Tenon
Membre de la Société de Chirurgie.

TROISIÈME ÉDITION, REVUE ET AUGMENTÉE

1 vol. gr. in-8º de 1005 pages, avec 751 fig. dont 351 dessinées d'après nature, par le Dr Daleine, et 172 photogr. origin. Relié toile. **25 fr.**

Traité des

Maladies de l'Enfance

PUBLIÉ SOUS LA DIRECTION DE MM.

J. GRANCHER

Professeur à la Faculté de médecine de Paris,
Membre de l'Académie de médecine, médecin de l'hôpital des Enfants-Malades.

J. COMBY
Médecin
de l'hôpital des Enfants-Malades.

A.-B. MARFAN
Agrégé,
Médecin des hôpitaux.

5 vol. grand in-8º avec figures dans le texte. . **90 fr.**

CHAQUE VOLUME EST VENDU SÉPARÉMENT

Traité d'Anatomie Humaine

PUBLIÉ SOUS LA DIRECTION DE

P. POIRIER	**A. CHARPY**
Professeur agrégé	Professeur d'anatomie
à la Faculté de Médecine de Paris	à la Faculté de Médecine
Chirurgien des Hôpitaux.	de Toulouse.

AVEC LA COLLABORATION DE MM.

O. Amoëdo — A. Branca — B. Cunéo — Paul Delbet — P. Fredet
Glantenay — Gosset — P. Jacques — Th. Jonnesco
E. Laguesse — L. Manouvrier — A. Nicolas — Nobécourt — O. Pasteau
M. Picou — A. Prenant — H. Rieffel — Ch Simon. — A. Soulié

5 volumes grand in-8°. *En souscription : 150 fr.*
Chaque volume est illustré de nombreuses figures en noir et en couleurs.

ÉTAT DE LA PUBLICATION AU 1er JUILLET 1901

TOME PREMIER
(*Volume complet.*)

Embryologie; Ostéologie; Arthrologie. (*Deuxième édition revue et augmentée*). 1 vol. gr. in-8° avec 807 fig. en noir et en coul. 20 fr.

TOME DEUXIÈME

1er Fascicule : **Myologie.** (*Deuxième édition revue et augmentée*). 1 vol. gr. in-8° avec 331 fig. en noir et en couleurs . . . . . . 12 fr.

2e Fascicule : **Angéiologie** (*Cœur et Artères*). 1 vol. gr. in-8° avec 145 fig. en noir et en couleurs. . . . . 8 fr.

3e Fascicule : **Angéiologie** (*Capillaires, Veines*). 1 vol. gr. in-8° avec 75 fig. en noir et en couleurs. . . . . 6 fr.

TOME TROISIÈME
(*Volume complet.*)

1er Fascicule : **Système nerveux** (*Méninges, Moelle, Encéphale*). 1 vol. gr. in-8° avec 201 fig. en noir et en couleurs . . . . . 10 fr.

2e Fascicule : **Système nerveux** (*Encéphale*). Un vol. grand in-8° avec 206 fig. en noir et en couleurs . . . . : 12 fr.

3e Fascicule : **Système nerveux** (*Les Nerfs. Nerfs craniens. Nerfs rachidiens*). 1 vol. gr. in-8° avec 205 fig. en noir et en coul. 12 fr.

TOME QUATRIÈME
(*Volume complet.*)

1er Fascicule : **Tube digestif.** (*Deuxième édition revue et augmentée*). 1 vol. gr. in-8°, avec 201 fig. en noir et en couleurs. 12 fr.

2e Fascicule : **Appareil respiratoire;** *Larynx, trachée, poumons, plèvres, thyroïde, thymus.* 1 vol. gr. in-8°, avec 121 fig. en noir et en couleurs. . . . . 6 fr.

3e Fascicule : **Annexes du tube digestif;** *Dents, glandes salivaires, foie, voies biliaires, pancréas, rate.* **Péritoine.** 1 vol. grand in-8° avec 361 fig. en noir et en couleurs. . . . . 16 fr.

TOME CINQUIÈME

1er Fascicule : **Les Organes génito-urinaires.** Appareil urinaire, appareil génital de l'homme, appareil génital de la femme. 1 fort vol. gr. in-8° avec 431 fig. en noir et en couleurs. . . 20 fr.

Il reste à publier :
Les Lymphatiques, qui termineront le tome II. Les Organes des sens, ui termineront le tome V.

Traité de Physique Biologique

publié sous la direction de MM.

D'ARSONVAL
Professeur au Collège de France
Membre de l'Institut et de l'Académie
de médecine.

CHAUVEAU
Profes. au Muséum d'histoire naturelle
Membre de l'Institut
et de l'Académie de médecine.

GARIEL
Ingénieur en chef des Ponts et Chaussées
Prof. à la Faculté de médecine de Paris
Membre de l'Académie de médecine.

MAREY
Professeur au Collège de France
Membre de l'Institut
et de l'Académie de médecine.

Secrétaire de la rédaction : M. WEISS
Ingénieur des Ponts et Chaussées
Professeur agrégé à la Faculté de médecine de Paris

3 vol. in-8° broché. En souscription jusqu'à la publication du
tome II. . . . . **60 fr.**

TOME PREMIER
1 fort volume in-8°, avec 591 figures dans le texte. . **25 fr.**

L'ŒUVRE MÉDICO-CHIRURGICAL
Dr CRITZMAN, directeur

Suite de Monographies cliniques
SUR LES QUESTIONS NOUVELLES
en Médecine, en Chirurgie et en Biologie

Chaque monographie est vendue séparément . . . . . . **1 fr. 25**

Il est accepté des abonnements pour une série de 10 Monographies au prix à forfait et payable d'avance de **10** francs pour la France et **12** francs pour l'étranger (port compris).

RÉCENTES MONOGRAPHIES PUBLIÉES

N° 21. **La Moelle osseuse à l'état normal et dans les infections,** par MM. H. Roger, professeur agrégé de la Faculté de médecine de Paris, médec. des hôpit., et O. Josue, anc. inter. laur. des hôpit. de Paris.

N° 22. **L'Entéro-colite muco-membraneuse,** par le Dr Gaston Lyon, ancien chef de clinique médicale de la Faculté de Paris.

N° 23. **L'Exploration clinique des fonctions rénales par l'élimination provoquée,** par le D^r Ch. Achard, professeur agrégé à la Faculté de médecine, médecin de l'hôpital Tenon.

N° 24. **L'Analgésie chirurgicale par voie rachidienne** (*Injections sous-arachnoïdiennes de cocaïne*). Technique, résultats, indications, par le Dr Tuffier, professeur agrégé à la Faculté de médecine de Paris, chirurgien des hôpitaux.

N° 25. **L'Asepsie opératoire,** par Pierre Delbet, chirurgien des hôpitaux, professeur agrégé à la Faculté de médecine, et Bigeard, chef de clinique.

N° 26. **Anatomie chirurgicale et médecine opératoire de l'Oreille moyenne,** par Aug. Broca, professeur agrégé à la Faculté de médecine de Paris, chirurgien des hôpitaux.

N° 27. **Traitements modernes de l'Hypertrophie de la Prostate,** par le Dr E. Desnos, ancien interne des hôpitaux.

Maladies de l'Estomac

TRAITÉ PRATIQUE A L'USAGE DES MÉDECINS ET DES ÉTUDIANTS

Par le Dr Max EINHORN

Professeur de clinique médicale à l'École de médecine et à l'Hôpital post-graduate
de New-York, médecin du Dispensaire allemand.

TRADUIT DE L'ANGLAIS

Par le Dr FERRÉOL T. LABADIE (de New-York)

1 vol. in-8° avec figures dans le texte. . . . **8 fr.**

Manuel de Thérapeutique, par Fernand BERLIOZ, professeur à l'Ecole de médecine de Grenoble, directeur du Bureau d'Hygiène et de l'Institut sérothérapique. Avec une introduction de M. Ch. BOUCHARD, professeur de pathologie et de thérapeutique générales, médecin des hôpitaux. *Quatrième édition, revue et augmentée.* 1 vol. in-16 diamant, cartonné toile, tranches rouges. **6 fr.**

Leçons sur les Maladies nerveuses. *Deuxième série :* Hôpital Saint-Antoine, par E. BRISSAUD, professeur à la Faculté de médecine de Paris, médecin de l'hôpital Saint-Antoine, recueillies et publiées par Henry MEIGE. 1 volume grand in-8° avec 165 figures dans le texte . . . . **15 fr.**

Précis d'anatomie pathologique, par L. BARD, professeur à la Faculté de médecine de l'Université de Lyon, médecin de l'Hôtel-Dieu. *Deuxième édition, revue et augmentée*, avec 125 figures dans le texte. 1 volume in-16 diamant, de XII-804 pages, cartonné toile, tranches rouges . . . . **7 fr. 50**

Leçons sur les maladies du sang (*Clinique de l'Hôpital Saint-Antoine*), par Georges HAYEM, professeur à la Faculté de médecine de Paris, membre de l'Académie de médecine, recueillies par MM. E. PARMENTIER, médecin des hôpitaux, et R. BENSAUDE, chef du laboratoire d'anatomie pathologique à l'hôpital Saint-Antoine. 1 vol. in-8°, broché, avec 4 planches en couleurs, par M. KARMANSKI . . . . **15 fr.**

Précis d'Histologie, par Mathias DUVAL, professeur à la Faculté de médecine de Paris, membre de l'Académie de médecine. *Deuxième édition, revue et augmentée*, illustrée de 427 figures dans le texte. 1 vol. gr. in-8° de 1020 pages . . . . **18 fr.**

Traité de Microbiologie, par E. DUCLAUX, membre de l'Institut de France, directeur de l'Institut Pasteur, professeur à la Sorbonne et à l'Institut national agronomique. 1 vol. gr. in-8°.

I. Microbiologie générale. — II. Diastases, toxines et venins. — III. Fermentation alcoolique.

Chaque volume grand in-8°, avec figures dans le texte . . **15 fr.**

Traité des maladies chirurgicales d'origine congénitale, par le Dr E. KIRMISSON, professeur agrégé à la Faculté de médecine, chirurgien de l'hôpital Trousseau, membre de la Société de Chirurgie. 1 volume grand in-8° avec 311 figures dans le texte et 2 planches en couleurs. . . . . **15 fr.**

Manuel de Pathologie externe, par MM. RECLUS, KIRMISSON, PEYROT, BOUILLY, professeurs agrégés à la Faculté de médecine de Paris, chirurgiens des hôpitaux. Édition complète illustrée de 720 figures. 4 volumes in-8°. . . . . **40 fr.**
Chaque volume est vendu séparément. . . . . **10 fr.**

Cliniques chirurgicales de l'Hôtel-Dieu, par Simon DUPLAY, professeur de clinique chirurgicale à la Faculté de médecine, membre de l'Académie de médecine, chirurgien de l'Hôtel-Dieu, recueillies et publiées par les Drs M. CAZIN, chef de clinique chirurgicale à l'Hôtel-Dieu, et S. CLADO, chef des travaux gynécologiques. *Troisième série.* 1 vol. gr. in-8° avec fig. **8 fr.**

Éléments de Chimie physiologique, par Maurice ARTHUS, professeur de physiologie et de chimie physiologique à l'Université de Fribourg. *Troisième édition revue et augmentée.* 1 vol. in-16, avec fig. dans le texte, cartonné toile, tr. rouges . . **4 fr.**

Manuel d'Anatomie microscopique et d'Histologie, par P.-E. LAUNOIS, professeur agrégé à la Faculté de médecine de Paris, médecin de l'hôpital Tenon. Préface de M. Mathias DUVAL, professeur d'Histologie à la Faculté de Paris, membre de l'Académie de médecine. *Deuxième édition entièrement refondue.* 1 vol. in-16 diamant, cartonné toile avec 261 figures dans le texte . . . **8 fr.**

Manuel de Pathologie interne, par Georges DIEULAFOY, professeur de Clinique médicale à la Faculté de médecine de Paris, médecin de l'Hôtel-Dieu, membre de l'Académie de médecine. *Treizième édition entièrement refondue et considérablement augmentée.* 4 vol. in-16 diamant, avec figures en noir et en couleurs, cartonnés à l'anglaise, tranches rouges. . . . . **28 fr.**

Un Progrès de l'Hydrothérapie

EXAMEN ET CRITIQUE DES SYSTÈMES

DE PRIESSNITZ ET DE KNEIPP

Exposé fait pour la première fois d'après les documents authentiques

Par le Dr Alfred BAUMGARTEN

Directeur de l'Établissement de Wœrishofen

TRADUCTION FRANÇAISE PAR LE Dr Ernest BONNAYMÉ, DE LYON

1 vol. in-8° broché. . . . . **6 fr.**

Bibliothèque
d'Hygiène thérapeutique

DIRIGÉE PAR

Le Professeur PROUST

Membre de l'Académie de médecine, Médecin de l'Hôtel-Dieu,
Inspecteur général des Services sanitaires.

*Chaque ouvrage forme un volume in-16, cartonné toile, tranches rouges,
et est vendu séparément : **4** fr.*

Chacun des volumes de cette collection n'est consacré qu'à une seule maladie ou à un seul groupe de maladies. Grâce à leur format, ils sont d'un maniement commode. D'un autre côté, en accordant un volume spécial à chacun des grands sujets d'hygiène thérapeutique, il a été facile de donner à leur développement toute l'étendue nécessaire.

L'hygiène thérapeutique s'appuie directement sur la pathogénie ; elle doit en être la conclusion logique et naturelle. La genèse des maladies sera donc étudiée tout d'abord. On se préoccupera moins d'être absolument complet que d'être clair. On ne cherchera pas à tracer un historique savant, à faire preuve de brillante érudition, à encombrer le texte de citations bibliographiques. On s'efforcera de n'exposer que les données importantes de pathogénie et d'hygiène thérapeutique et à les mettre en lumière.

VOLUMES PARUS

L'Hygiène du Goutteux, par le professeur PROUST et A. MATHIEU, médecin de l'hôpital Andral.

L'Hygiène de l'Obèse, par le professeur PROUST et A. MATHIEU, médecin de l'hôpital Andral.

L'Hygiène des Asthmatiques, par E. BRISSAUD, professeur agrégé, médecin de l'hôpital Saint-Antoine.

L'Hygiène du Syphilitique, par H. BOURGES, préparateur au laboratoire d'hygiène de la Faculté de médecine.

Hygiène et thérapeutique thermales, par G. DELFAU, ancien interne des hôpitaux de Paris.

Les Cures thermales, par G. DELFAU, ancien interne des hôpitaux de Paris.

L'Hygiène du Neurasthénique, par le professeur PROUST et G. BALLET, professeur agrégé, médecin des hôpitaux de Paris. (*Deuxième édition.*)

L'Hygiène des Albuminuriques, par le Dʳ SPRINGER, ancien interne des hôpitaux de Paris, chef de laboratoire de la Faculté de médecine à la Clinique médicale de l'hôpital de la Charité.

L'Hygiène du Tuberculeux, par le Dʳ CHUQUET, ancien interne des hôpitaux de Paris, avec une introduction du Dʳ DAREMBERG, membre correspondant de l'Académie de médecine.

Hygiène et thérapeutique des maladies de la Bouche, par le Dʳ CRUET, dentiste des hôpitaux de Paris, avec une préface de M. le professeur LANNELONGUE, membre de l'Institut.

Hygiène des maladies du Cœur, par le Dʳ VAQUEZ, professeur agrégé à la Faculté de médecine de Paris, médecin des hôpitaux, avec une préface du professeur POTAIN.

Hygiène du Diabétique, par A. PROUST et A. MATHIEU.

L'Hygiène du Dyspeptique, par le Dʳ LINOSSIER, professeur agrégé à la Faculté de médecine de Lyon, membre correspondant de l'Académie de médecine, médecin à Vichy.

Traité

DE

Chimie industrielle

Par R. WAGNER et F. FISCHER

QUATRIÈME ÉDITION FRANÇAISE ENTIÈREMENT REFONDUE
Rédigée d'après la quinzième édition allemande
par le Dr **L. GAUTIER**

2 vol. grand in-8° avec de nombreuses figures dans le texte
En souscription. . . . . . . **30 fr.**

Dans cette quatrième édition, l'ouvrage a subi un remaniement si complet et si profond qu'on peut le considérer comme un livre nouveau, absolument au niveau des progrès de la science et répondant de la manière la plus complète aux besoins de l'industrie chimique actuelle. Tous les perfectionnements de la chimie technologique y sont exposés avec tous les développements qu'ils comportent et afin de rendre encore plus facile l'intelligence du texte, de nombreuses figures nouvelles ont été introduites.

Ainsi refondue et mise au courant, nous espérons que la nouvelle édition française de la *Chimie industrielle* recevra de la part du public un accueil aussi favorable que celui qui a été fait aux éditions précédentes.

Charles Gerhardt. *Sa vie, son Œuvre, sa Correspondance* (1816-1856). Document d'Histoire de la Chimie, par MM. **Édouard Grimaud**, de l'Institut et **Charles Gerhardt**, ingénieur. 1 vol. in-8° de xi-595 p. avec portrait. **15 fr.**

Le Constructeur, principes, formules, tracés, tables et renseignements pour l'établissement des *projets de machines* à l'usage des ingénieurs, constructeurs, architectes, mécaniciens, etc., par **F. Reuleaux.** *Troisième édition française,* par **A. Debize,** ingénieur des manufactures de l'Etat. 1 volume in-8° avec 184 figures. . . . . **30 fr.**

Traité d'analyse chimique qualitative, par **R. Frésenius.** Traité des opérations chimiques, des réactifs et de leur action sur les corps les plus répandus, essais au chalumeau, analyse des eaux potables, des eaux minérales, du sol, des engrais, etc. Recherches chimico-légales, analyse spectrale. *Neuvième édition française* d'après la 16e édition allemande, par **L. Gautier.** 1 vol. in-8° avec grav. et un tableau chromolithographique . . . . **7 fr.**

Traité d'analyse chimique quantitative, par **R. Frésenius.** Traité du dosage et de la séparation des corps simples et composés les plus usités en pharmacie, dans les arts et en agriculture, analyse par les liqueurs titrées, analyse des eaux minérales, des cendres végétales, des sols, des engrais, des minerais métalliques, des fontes, dosage des sucres, alcalimétrie, chlorométrie, etc. *Septième édition française,* traduite sur la 6e édition allemande, par **L. Gautier.** 1 vol. in-8° avec 251 grav. dans le texte . . **16 fr.**

Traité
d'Analyse chimique
QUANTITATIVE PAR ÉLECTROLYSE
Par **J. RIBAN**
Professeur chargé du cours d'analyse chimique
et maître de conférences à la Faculté des sciences de l'Université de Paris.

1 vol. grand in-8°, avec 96 figures dans le texte. **9** *fr.*

Manuel pratique
de l'Analyse des Alcools
ET DES SPIRITUEUX

PAR

Charles GIRARD	**Lucien CUNIASSE**
Directeur du Laboratoire municipal	Chimiste-expert
de la Ville de Paris.	de la Ville de Paris.

1 volume in-8° avec figures et tableaux dans le texte. Relié toile. **7** *fr.*

STATION DE CHIMIE VÉGÉTALE DE MEUDON
(1883-1899)

Chimie végétale
et agricole
PAR
M. BERTHELOT
Sénateur, Secrétaire perpétuel de l'Académie des Sciences,
Professeur au Collège de France.

4 volumes in-8° avec figures dans le texte . . . . . . **36** fr.

Précis de Chimie analytique

*Analyse qualitative, Analyse quantitative par liqueurs titrées, Analyse
des gaz, Analyse organique élémentaire. Analyses et Dosages relatifs
à la Chimie agricole, Analyse des vins, Essais des principaux minerais.*

Par **J.-A. MULLER**
Docteur ès sciences, Professeur à l'École supérieure des sciences d'Alger.

1 volume in-12, broché . . . . **3** fr.

Formulaire

de l'Électricien

Par E. HOSPITALIER

Ingénieur des Arts et Manufactures, professeur à l'École municipale de Physique
et de Chimie industrielles, rédacteur en chef de l'*Industrie électrique*

18ᵉ ANNÉE (1900-1901)

1 vol. in-16 avec figures dans le texte. Cartonné toile. . **6 fr.**

STATIONS HYDROMINÉRALES

CLIMATÉRIQUES ET MARITIMES DE LA FRANCE

OUVRAGE RÉDIGÉ PAR LA SOCIÉTÉ D'HYDROLOGIE MÉDICALE DE PARIS

1 vol. in-8º avec de nombreuses figures et une carte hors texte.
Relié toile. . . . . **5 fr.**

PETITE BIBLIOTHÈQUE DE " LA NATURE "

Recettes et Procédés utiles, recueillis par Gaston Tissandier,
rédacteur en chef de *la Nature. Neuvième édition.*

Recettes et Procédés utiles. *Deuxième série* : **La Science
pratique,** par Gaston Tissandier. *Cinquième édition*, avec figures
dans le texte.

Nouvelles Recettes utiles et Appareils pratiques. *Troisième
série*, par Gaston Tissandier. *Quatrième édition*, avec 91 figures dans
le texte.

Recettes et Procédés utiles. *Quatrième série*, par Gaston Tissandier. *Troisième édition*, avec 38 figures dans le texte.

Recettes et Procédés utiles. *Cinquième série*, par J. Laffargue,
secrétaire de la rédaction de *la Nature*. Avec figures dans le texte.

Chacun de ces volumes in-18 est vendu séparément

Broché . . . . 2 fr. 25 | Cartonné toile . . . . . . 3 fr.

**La Physique sans appareils et la Chimie sans labora-
toire,** par Gaston Tissandier, rédacteur en chef de *la Nature.
Septième édition* des *Récréations scientifiques. Ouvrage couronné
par l'Académie (Prix Montyon).* Un volume in-8º avec nombreuses
figures dans le texte. Broché, **3 fr.** Cartonné toile, **4 fr.**

Traité de Zoologie
Par Edmond PERRIER
Membre de l'Institut et de l'Académie de médecine,
Directeur du Muséum d'Histoire Naturelle.

FASCICULE I : **Zoologie générale.** 1 vol. gr. in-8° de 412 p. avec 458 figures dans le texte. . . . . **12** fr.
FASCICULE II : **Protozoaires et Phytozoaires.** 1 vol. gr. in-8° de 452 p., avec 243 figures. . . . . **10** fr.
FASCICULE III : **Arthropodes.** 1 vol. gr. in-8° de 480 pages, avec 278 figures . . . . **8** fr.
Ces trois fascicules réunis forment la première partie. 1 vol. in-8° de 1344 pages, avec 980 figures. . . . . **30** fr.
FASCICULE IV : **Vers et Mollusques.** 1 vol. gr. in-8° de 792 pages, avec 566 figures dans le texte. **16** fr.
FASCICULE V : **Amphioxus, Tuniciers.** 1 vol. gr. in-8° de 221 pages, avec 97 figures dans le texte . . . . **6** fr.
FASCICULE VI : **Vertébrés.** (*Sous presse*).

Cours préparatoire au Certificat d'Études Physiques, Chimiques et Naturelles (P. C. N.)

Cours élémentaire de Zoologie
Par Rémy PERRIER
Maître de conférences à la Faculté des Sciences de l'Université de Paris,
Chargé du Cours de Zoologie
Pour le certificat d'études physiques, chimiques et naturelles.
1 *vol. in-8° avec 693 figures. Relié toile :* **10** fr.

Traité de Manipulations de Physique
Par B.-C. DAMIEN
Professeur de Physique à la Faculté des sciences de Lille.
et R. PAILLOT
Agrégé, chef des travaux pratiques de Physique à la Faculté des sciences de Lille.
1 *volume in-8° avec 246 figures dans le texte.* **7** fr.

Éléments de Chimie Organique et de Chimie Biologique
Par W. ŒCHSNER DE CONINCK
Professeur à la Faculté des sciences de Montpellier, Membre de la Société de Biologie, Lauréat de l'Académie de médecine et de l'Académie des sciences.
1 *volume in-16* . . . . **2** fr.

Éléments de Chimie des Métaux
A L'USAGE DU COURS PREPARATOIRE AU CERTIFICAT D'ETUDES P.C.N.
Par le Professeur W. ŒCHSNER DE CONINCK
Membre de la Société de Biologie, lauréat de l'Académie de Médecine
et de l'Académie des Sciences.
1 *volume in-16* . . . . **2** fr.

LA GÉOGRAPHIE

BULLETIN

DE LA

Société de Géographie

PUBLIÉ TOUS LES MOIS PAR

LE BARON HULOT, [Secrétaire général de la Société

ET

M. CHARLES RABOT, Secrétaire de la Rédaction

ABONNEMENT ANNUEL : PARIS : **24** fr. — DÉPARTEMENTS : **26** fr.
ÉTRANGER : **28** fr. — Prix du numéro : **2** fr. **50**

Chaque numéro, du format grand in-8°, composé de 80 pages et accompagné de cartes et de gravures nombreuses, comprend des mémoires, une chronique, une bibliographie et le compte rendu des séances de la Société de Géographie. La nouvelle publication n'est pas seulement un recueil de récits de voyages pittoresques, mais d'observations et de renseignements scientifiques.

La chronique rédigée par des spécialistes pour chaque partie du monde fait connaître, dans le plus bref délai, toutes les nouvelles reçues des voyageurs en mission par la Société de Géographie, et présente un résumé des renseignements fournis par les publications étrangères : elle constitue, en un mot, un résumé du *mouvement géographique* pour chaque mois.

La Nature

REVUE ILLUSTRÉE

des sciences et de leurs applications aux arts et à l'industrie

DIRECTEUR : **Henri de PARVILLE**

Abonnement annuel : Paris : **20** fr. — Départements : **25** fr. — Union postal : **26** fr.

Abonnement de six mois : Paris : **10** fr. — Départements : **12** fr. **50**. — Union postale : **13** fr.

Fondée en 1873 par GASTON TISSANDIER, la *Nature* est aujourd'hui le plus important des journaux de vulgarisation scientifique par le nombre de ses abonnés, par la valeur de sa rédaction et par la sûreté de ses informations. Elle doit ce succès à la façon dont elle présente la science à ses lecteurs en lui ôtant son côté aride tout en lui laissant son côté exact, à ce qu'elle intéresse les savants et les érudits aussi bien que les jeunes gens et les personnes peu familiarisées avec les ouvrages techniques ; à ce qu'elle ne laisse, enfin, rien échapper de ce qui se fait ou se dit de neuf dans le domaine des découvertes qui trouvent chaque jour des applications nouvelles et modifient sans cesse les conditions de notre vie.

Paris. — L. MARETHEUX, imprimeur, 1, rue Cassette. — 21783.

ENCYCLOPÉDIE SCIENTIFIQUE DES AIDE-MÉMOIRE

Derniers ouvrages parus

Section de l'Ingénieur

PARIÈS. — Cubature des terrasses. — Conduites d'eau. — Calcul des canaux.

SIDERSKY. — I. Polarisation et saccharimétrie. — II. Constantes physiques.

NIEWENGLOWSKI. — Applications scientifiques et industrielles de la photographie (2 vol.). — Chimie des manipulations photographiques (2 vol.)

ROCQUES (X.). — Alcools et eaux-de-vie. — Le Cidre.

MOESSARD. — Topographie.

BOURSAULT. — Calcul du temps de pose. — Eaux potables et industrielles.

SEGUELA. — Les tramways.

LEFÈVRE (J.). — I. La spectroscopie. — II. La spectrométrie. — III. Eclairage électrique. — IV. Eclairage aux gaz, aux huiles, aux acides gras. — Liquéfaction des gaz.

BARILLOT (E.). — Distillation des bois.

MOISSAN et OUVRARD. — Le nickel.

URBAIN. — Les succédanés du chiffon en papeterie.

LOPPÉ. — I. Accumulateurs électriques. — II. Transformateurs de tension.

ARIÈS. — I. Chaleur et énergie. — II. Thermodynamique.

FABRY. — Piles électriques.

HENRIET. — Les gaz de l'atmosphère.

DUMONT. — Electromoteurs. — Automobiles sur rails.

MINET (A.). — I. L'électro-métallurgie. — II. Les fours électriques. — III. L'électro-chimie. — IV. L'electrolyse. — V. Analyses électrolytiques.

DUFOUR. — Tracé d'un chemin de fer.

MIRON (F.). — Les huiles minérales.

BORNECQUE. — Armement portatif.

LAVERGNE. — Les turbines.

PÉRISSÉ. — Automobiles sur routes.

LECORNU. — Régularisation du mouvement dans les machines.

LE VERRIER. — La fonderie.

SEYRIG. — Statique graphique (2 vol.).

LAURENT (P.). — Déculassement des bouches à feu. — Résistance des bouches à feu.

JAUBERT. — Goudron de houille. — Matières colorantes. — Matières odorantes. — Produits aromatiques. — Parfums comestibles.

CLERC. — Photographie des couleurs.

GOURÉ DE V'LLEMONTÉE. — Résistance électrique.

LABBÉ. — Essai des huiles essentielles.

VANUTBERGHE. — Exploitation des forêts (2 vol).

VIGNERON ET ETHEULE. — Mesures électriques.

OZZI-ESCOT. — Analyse chimique (2 v.).

PERSOZ. — Essai des matières textiles.

Section du Biologiste

LETULLE. — Pus et suppuration.

CRITZMAN. — Le cancer. — La goutte.

ARMAND GAUTIER. — La chimie de la cellule vivante.

SÉGLAS. — Le délire des négations.

STANISLAS MEUNIER. — Les météorites.

GRÉHANT. — Les gaz du sang.

NOCARD. — Les tuberculoses animales et la tuberculose humaine.

MOUSSOUS. — Maladies congénitales du cœur.

BERTHAULT. — Les prairies (3 vol.).

TROUESSART. — Parasites des habitations humaines.

LAMY. — Syphilis des centres nerveux.

RECLUS. — La cocaïne en chirurgie.

THOULET. — Océanographie pratique.

HOUDAILLE. — Météorologie agricole.

VICTOR MEUNIER. — Sélection et perfectionnement animal.

HÉNOCQUE. — Spectroscopie biolog.

GALIPPE et BARRÉ. — Le pain (2 v.).

LE DANTEC. — I. La matière vivante. — II. La bactéridie charbonneuse. — III. La forme spécifique.

L'HOTE. — Analyse des engrais.

LARBALÉTRIER. — Les tourteaux. — Résidus industriels employés comme engrais (2 vol.). — Beurre et margarine.

LE DANTEC et BÉRARD. — Les sporozoaires.

DEMMLER. — Soins aux malades.

DALLEMAGNE. — La criminalité (3 vol.). — La volonté (3 vol.).

BRAULT. — Des artérites (2 vol.).

RAVAZ. — Reconstitution du vignoble.

EHLERS. — L'ergotisme.

BONNIER. — L'oreille (5 vol.).

DESMOULINS. — Conservation des produits et denrées agricoles.

LOVERDO. — Le ver à soie.

DUBREUILH et BEILLE. — Les parasites animaux de la peau humaine.

KAYSER. — Les levures.

COLLET. — Troubles auditifs des maladies nerveuses. — Laryngoscopie.

LOUBIÉ. — Essences forestières (2 vol.).

MONOD. — L'appendicite.

DELOBEL et COZETTE. La vaccine.

WURTZ. — Technique bactériologique.

BAUBY. — L'occlusion intestinale.

LAULANIÉ. — Energétique musculaire.

MALPEAUX. — La pomme de terre.

GIRAUDEAU. — Péricardites.

BERTHELOT (M.). — Chaleur animale (2 vol.).

MAURANGE (G.) — Péritonite tuberculeuse.

MARTIN (O.). — La fièvre typhoïde.